Sentirse bien a través de los mudras

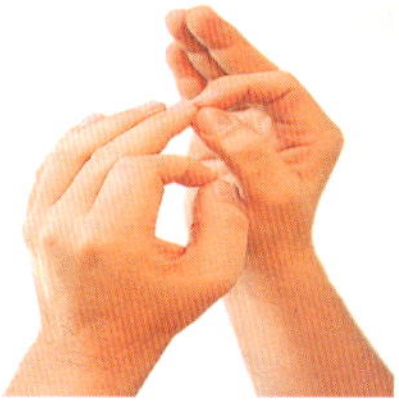

MATTHIAS MALA

Sentirse bien a través de los mudras

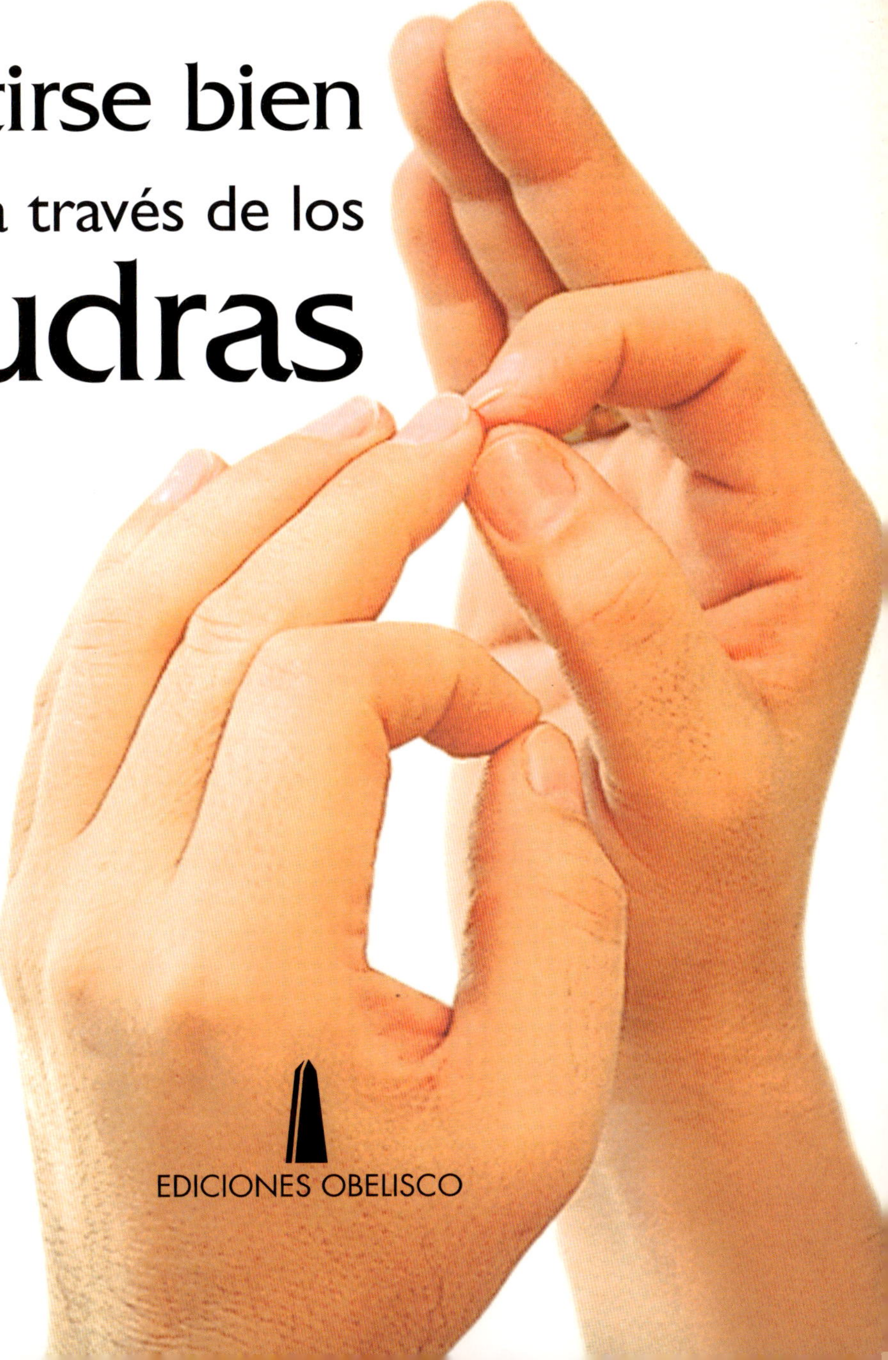

EDICIONES OBELISCO

Si este libro le ha interesado y desea que le mantengamos informado de nuestras publicaciones, escríbanos indicándonos qué temas son de su interés (Astrología, Autoayuda, Ciencias Ocultas, Artes Marciales, Naturismo, Espiritualidad, Tradición...) y gustosamente le complaceremos.
Puede consultar nuestro catálogo en www.edicionesobelisco.com

Los editores no han comprobado ni la eficacia ni el resultado de las recetas, productos, fórmulas técnicas, ejercicios o similares contenidos en este libro. No asumen, por lo tanto, responsabilidad alguna en cuanto a su utilización ni realizan asesoramiento al respecto.

Colección: Salud y vida natural
SENTIRSE BIEN A TRAVÉS DE LOS MUDRAS
Matthias Mala

1ª edición: Mayo de 2004

Título original: *Wohlfühlen durch Mudras*

Traducción: *Rosa Renedo*
Maquetación: *Marta Rovira*
Diseño de cubierta: *Michael Newman*

Edita: Ediciones Obelisco S.L.
Pere IV, 78 (Edif. Pedro IV) 3ª planta 5ª puerta.
08005 Barcelona-España
Tel. 93 309 85 25 - Fax 93 309 85 23
E-mail: obelisco@edicionesobelisco.com

ISBN: 84-9777-098-6
Depósito Legal: Z-906-2004

Printed in Spain

Impreso en España en los talleres gráficos de INO Reproducciones S.A.
Ctra. Castellón, Km 3,800 Miguel Servet, nave 13 - 50013 Zaragoza.

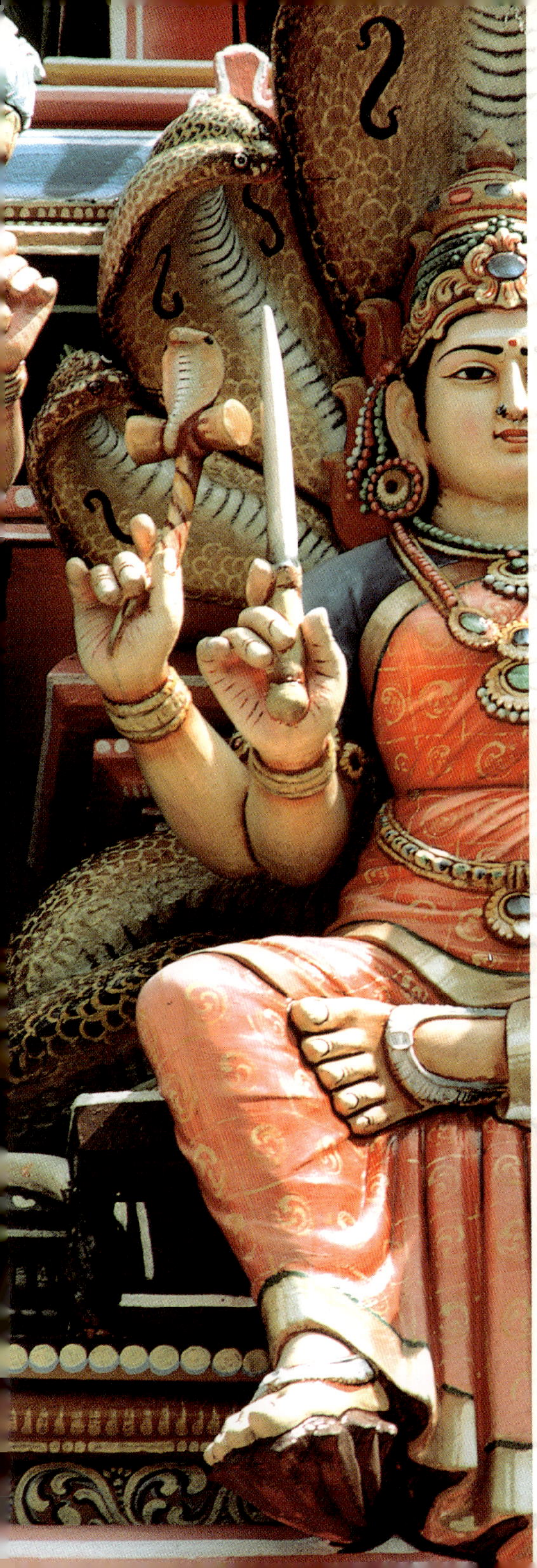

Mudras

La fuerza vital en nuestras manos

El hombre no habría sido tal sin sus manos. Fue también gracias a las manos, antes que con las palabras, con lo que el hombre pudo expresar de forma clara sus sentimientos.

Con los mudras, el lector descubrirá la fuerza que poseen sus manos y aprenderá a aprovecharla para sí mismo.

¿Qué es un mudra?

El concepto de «mudra» procede del sánscrito y significa «sello». Esta designación se aplicaba no sólo a los sellos propiamente dichos, que en el pasado eran símbolos de poder, sino también a una serie de gestos rituales a través de los cuales los sacerdotes y los soberanos que ejercían la autoridad daban a conocer su voluntad y que evidentemente eran entendidos y aceptados por todo el mundo. Los mudras son también posturas de las manos, parte de las cuales proceden de aquellos gestos mientras otras se crearon específicamente con fines concretos. Entendido en este último sentido, el actual del término, los mudras nos han llegado de tres maneras:

Hoy en día se sabe que los trabajos manuales aumentan de modo eficaz el rendimiento del cerebro. Incluso los ejercicios más sencillos realizados con los dedos estimulan el riego sanguíneo cerebral en la misma proporción en que lo hace por ejemplo un paseo.

- ✔ Los gestos coreográficos de las danzas del teatro asiático procedentes de zonas tan lejanas como la India o Indonesia, pasando por Tailandia;
- ✔ La sofisticada gesticulación ritual de los sacerdotes hindúes y budistas al servicio de los dioses;
- ✔ Por último, a través de la medicina tradicional de Asia y las distintas variantes del yoga en las que las posturas de las manos se aplican a la salud.

En este libro nos centraremos en las posibilidades rituales y curativas de los mudras. Y es que son estas posturas de las manos, con las que transmitimos sutiles impulsos a nuestra mente y a nuestro cuerpo, las que nos permiten un suave pero decidido equilibrio.

Cómo surten su efecto los mudras

«¡Prohibido tocar!», esta advertencia tiene su justificación en un museo, pero en la vida cotidiana dicha premisa acabaría por atrofiarnos. De hecho, quien se dé cuenta de cómo «atrapamos» nuestro mundo con el entendimiento, comprenderá seguramente la relación existente entre las posturas de las manos y la salud física y mental. Al fin y al cabo, nuestra evolución mental está íntimamente unida a nuestras manos. Apenas hemos nacido y ya «agarramos» todo aquello que nos rodea y es así como conseguimos una imagen de la clase y la naturaleza de las cosas. Las impresiones que obtenemos de esta manera –tanto si están relacionadas con capacidades manuales, emocionales o comunicativas– quedan registradas en las diferentes regiones de la corteza cerebral. Así pues, nuestras manos están presentes en nuestro cerebro como ningún otro órgano corporal.

Esto significa a su vez que toda actividad cerebral está también en estrecha relación con nuestras manos. En particular lo están los procesos comunicativos y emocionales durante los cuales se producen movimientos involuntarios de las manos. Y al contrario, también podemos provocar determinadas sensaciones a través de ciertas posturas de las manos. Por ejemplo, observe cómo cambia su estado de ánimo con tan sólo cerrar un puño o elevar las manos en posición de alabanza.

Palpe de manera consciente objetos que estén bien delimitados, estimule su capacidad cerebral y ponga claramente en práctica su memoria inmediata así como su capacidad de imaginación espacial.

Por la acupuntura sabemos que a través de las manos podemos transmitir al cuerpo impulsos curativos. Por esto, todos los sistemas principales de conducción nerviosa comienzan o terminan en los dedos de las manos. Lo mismo vale para la acupresión, según la cual toda zona corporal dispone de su punto especial correlativo en las palmas de las manos. Todas estas medicinas parten de un hecho cierto que es la clara presencia cerebral en nuestras manos.

De acuerdo con esto, si usted realiza un mudra éste se traducirá en una reacción en las correspondientes zonas de su cerebro o de su cuerpo, consiguiendo así un suave impulso a través del cual transformará su estado físico o anímico.

Cómo se hacen los mudras

Las posturas de los dedos y de las manos de los mudras no son en absoluto involuntarios; muy al contrario se basan en una tradición de más de cuatro mil años. Durante este tiempo se cultivaron la mayoría de los gestos que hacían patente sensaciones anímicas. En parte, los mudras fueron desarrollados también por hombres sensibles que se dejaban llevar por su delicadeza. Al mismo tiempo es evidente que seguían un esquema determinado, según el cual atribuían a cada dedo ciertas características de la personalidad o de la persona.

Pero el conocimiento de estas características básicas de los dedos de las manos cayó en el olvido durante mucho tiempo y, tras largos años de investigación, he conseguido descubrirlo nuevamente. Gracias a ello, nos es posible no sólo realizar los mudras antiguos, sino también componer mudras eficaces, acordes a las necesidades individuales de cada uno.

Se puede aumentar el efecto de un mudra, estando muy atentos a la respiración. Respire lenta, regular y profundamente. Al aspirar se levanta la pared abdominal y al espirar vuelve a bajar.

A continuación, encontrará las características de los dedos de la mano explicadas de forma clara y sencilla:

- **Pulgar:** Energía vital, consciencia del propio cuerpo, fuerza de voluntad, mundo afectivo, comprensión intuitiva del entorno, estómago-intestino.

- **Índice:** Consciencia de uno mismo, afirmación del yo, declaración de voluntad, autorrealización, potencial creador, racionalidad, musculatura, corazón, ojos.

- **Corazón:** Sentido de la realidad, llevar a la práctica las ideas, adaptación, perseverancia, virtuosidad, pulmones, garganta-nariz-oído.

- **Anular:** Dotes de comunicación, espíritu de solidaridad, sensibilidad, sentimiento estético, subjetividad, creatividad, fantasía, intuición, huesos, digestión.

- **Meñique:** Entendimiento, intelecto, facultad de expresarse, facilidad de comprensión, clarividencia, espiritualidad, espíritu comercial, fuerzas de defensa, vejiga urinaria, órganos sexuales, columna vertebral, cerebro.

Basándose en estas características de los dedos de las manos, usted mismo puede componer un mudra adecuado para su persona. Realce en él especialmente el dedo que se corresponde con la característica en concreto que desea reforzar. Evite

las posturas complicadas; un mudra sencillo se mantiene más cómodamente, con lo que podrá concentrarse mejor en el flujo de energía que va a provocar el efecto deseado.
Dependiendo de a qué altura se agarre el dedo o se crucen unos dedos con otros, fomentará de forma distinta las características de dichos dedos.

- En la parte inferior del dedo se actúa ante todo en la reafirmación del yo. En esta zona se conectan impulsos para vencer determinadas situaciones relacionadas con importantes problemas cotidianos.

- En la parte central del dedo se fomenta ante todo el desarrollo racional, con lo que se dota de energía a las ideas y a las intenciones. También se deshacen aquí los bloqueos internos.

- En la parte superior del dedo se refuerza el interior anímico y la facultad sensitiva. Aquí se resuelven con suavidad los problemas psíquicos y emocionales.

Realice un mudra siempre que le apetezca o necesite fuerza. Puede hacerlo en cualquier lugar que le guste. El emplazamiento no le afecta, no disminuye su efecto.

Basándose en las características de los dedos de las manos, no sólo podrá usted crear sus propios mudras, sino también leer la propiedades de otros mudras ya existentes. Así, en las posturas de las manos de otros se puede reconocer qué características intentan éstos estimular o impulsar de forma inconsciente.

Inspiración

Avivar la propia creatividad

¿Tiene la impresión de no ser capaz de salir del mismo y eterno trajín y desea dar un nuevo rumbo a sus ideas?

Con los mudras de este capítulo conseguirá que su fantasía dé el salto y dará alas a su espíritu. Sienta en sus manos el flujo de la creatividad y la creciente confianza en su capacidad de intuición.

Salidas ingeniosas
a través del juego con lo dedos

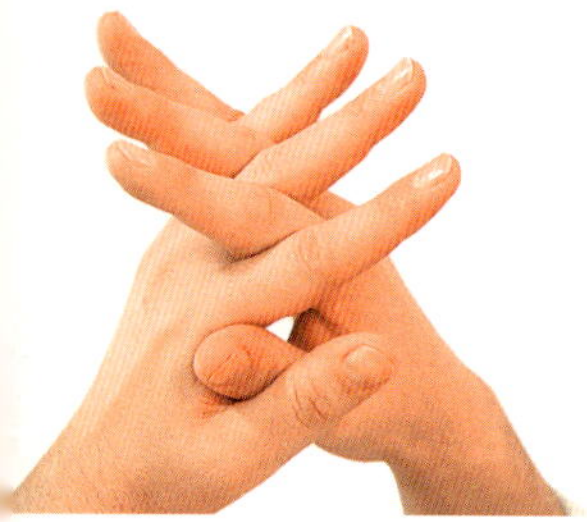

Entre un ejercicio y otro vuelva siempre a esta postura inicial.

Obsérvese las manos mientras esté reflexionando sobre algo: ¡Sus manos reflexionan en toda regla con usted! En apariencia se mueven de forma involuntaria, mientras su pensamiento da vueltas al problema. Con los movimientos involuntarios de los dedos se estimulan las zonas del cerebro necesarias para resolver el problema. Como si buscara en su mente ideas escondidas. Mediante un juego con los dedos orientado a un fin concreto se puede reforzar este «proceso de pensamiento».

Practique el juego creativo con los dedos

Entrecruce los dedos estirados, incluidos los pulgares. Coloque las palmas de las manos en forma de tejado, de manera que los dedos formen una especie de peineta. Es la posición de inicio, a la que tendrá que volver entre los distintos pasos del ejercicio. Durante las tres primeras series del ejercicio, intente que los dedos permanezcan estirados y que no se suelten.

Con este ejercicio no sólo se estimula el potencial creativo, sino que también se efectúa una suave estimulación física. El cuerpo y la mente encuentran así una armonía creadora.

- ✔ Mueva las muñecas rápida y bruscamente frotando la una contra la otra. Así alejará de sí una de las muñecas, mientras acercará la otra. Los pulpejos no deben tocarse.
- ✔ Frótese un pulpejo contra otro. Al hacerlo, pueden soltarse los pulgares.
- ✔ Ponga las palmas en posición horizontal y tire de las raíces de los dedos entrecruzados varias veces, movimiento parecido al que hacemos para ajustarnos unos guantes.
- ✔ Ahora doble los dedos entrecruzados, sin que los pulpejos se toquen y presione fuertemente y varias veces con las puntas los nudillos de la mano contraria.

Repita estos cuatro pasos tres veces, si es posible en varias ocasiones a lo largo del día.

El mudra del puño

Atrapar las ideas

Así se hace este mudra: Cierre el puño izquierdo. Coloque la mano derecha abierta a la altura del ombligo. Golpéese con el puño la mano derecha tres veces. Tras el tercer golpe, deje que el puño descanse sobre dicha mano. Mientras hace este ejercicio, observe sus manos y sea consciente de la fuerza que experimenta.

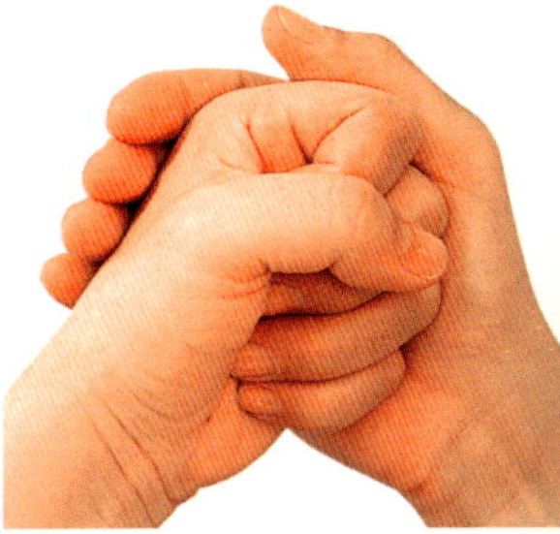

Con el mudra del puño se deshará alguna de las, llamémoslas así, «piedras» de su corazón.

Así le refuerza el mudra del puño

Con el puño izquierdo cerrado atrapará la fuerza escondida de sus capacidades y deseos como si la estuviera envolviendo. Los tres golpes del puño en la mano derecha le permiten experimentar el poder de su voluntad. El ligero dolor de las palmas es soportable y al tiempo estimulante.

La mano derecha es la mano de los hechos; con ella nos procuramos nuestro lugar en el mundo. En ella descansa la mano izquierda cerrada, siendo esta última la que afianza aquello que consigue la derecha, y a través de su ímpetu despierta la energía de esta última mano. Se verá desbordado por energías desconocidas.

Si observa sus manos, descubrirá en el puño una fuerte semilla de la que nacerá un imponente árbol. Su mano derecha es como una pradera de buena tierra. En ella puede fructificar la semilla; ella es la que aporta la energía imprescindible para su crecimiento. Mantenga el mudra hasta que disminuya la presión sobre la mano derecha.

Realice este mudra cuando tenga miedo ante un examen o algún tipo de prueba. No es que le vaya a quitar el miedo necesariamente, pero sí que le dará valor para afrontar el desafío.

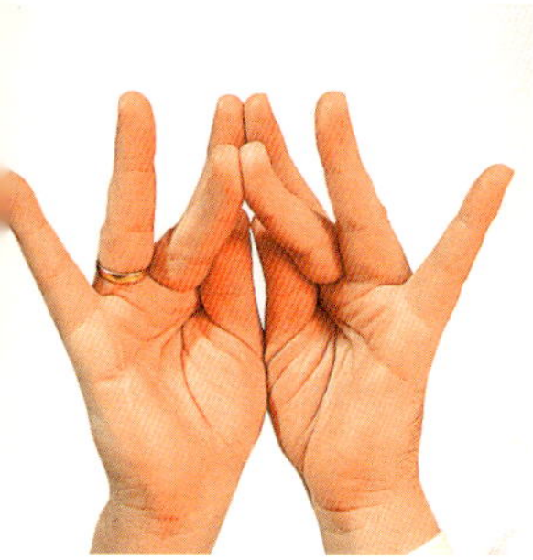

Este mudra le abre los ojos a lo esencial y a lo nuevo.

Lepa-Lepaning

el mudra de los observadores

Así se hace este mudra: Antes de realizar el mudra tal como se ve en la fotografía, frótese las palmas de la mano una contra otra hasta que las sienta con calor y después dé una palmada. A continuación, vuelva a frotarse las palmas y dé dos palmadas. Frótese las palmas otra vez y ahora, dé tres palmadas. Haga el mudra y manténgalo durante unos tres minutos a la altura de la barbilla. Preste atención para que las puntas de los pulgares descansen entre el índice y el corazón.

Así le refuerza el mudra Lepa-Lepaning

El mudra Lepa-Lepaning forma parte de los rituales de purificación que realizan todos los días los sacerdotes balineses. Con él, tendrá la oportunidad de descargar la tensión y obtener frescura mental. Las preocupaciones, las reflexiones inútiles y los pensamientos simplistas se deshacen y desaparecen. Parará el molino de pensamientos que bloquea las ideas. Así, se concede a sí mismo una pausa creativa durante la cual podrá dar rienda suelta a nuevas ideas. Aumentará su atención de cara a las cosas que están por llegar y hará más sutil su sensibilidad hacia lo evidente y lo posible abriéndose a nuevas perspectivas e impresiones.

El consejo del experto

Mirada clara. Ojos luminosos

Al frotarse las palmas de las manos se estimulan también energías curativas que fluyen a través de las manos. Las personas que practican la imposición de manos pueden servirse de esta fuerza conscientemente. Coloque ante sus ojos las palmas de las manos, calentadas por frotación, y mire justo su parte central. Este «mudra de los ojos» ayuda mucho cuando se tienen los ojos cansados e irritados. Si padece orzuelos, le aliviará el picor y le bajará la hinchazón mucho más rápido.

El mudra de la energía

una fuente de juventud en su mano

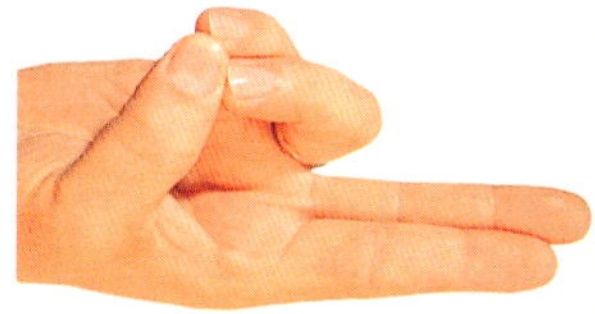

Así se hace este mudra: Coloque la punta del pulgar de la mano derecha contra las puntas de los dedos meñique y anular. Los dedos que se tocan han de formar un círculo. Los dedos anular e índice han de estar estirados. Mientras mantiene este mudra, aspire y espire profundamente y con un ritmo regular.

Con este mudra puede reforzar conscientemente su «Prana», su fuerza vital. Es importante mantener una respiración regular.

Así le refuerza el mudra de la energía

Realice este mudra siempre que necesite una fuerza especial. En yoga, a esta postura de la mano se la llama «Pranamudra».

Prana es la fuerza vital que recibimos al respirar. Este mudra reforzará pues su fuerza vital, su energía de vivir. Tras realizarlo se sentirá fresco y con una fuerza renovada, al tiempo que se proveerá de aire para nuevas tareas y pensamientos. El mudra de la energía ayuda también a resolver problemas, ya que a través del estímulo físico y mental que lo acompaña llegará a una nueva visión de las dificultades existentes. Con esto se relaciona también una cierta agudeza visual. Percibirá facilmente detalles hasta ahora imperceptibles, a través de los cuales llegará a soluciones poco comunes e irá por delante de sus congéneres.

Si mantiene el mudra de la energía con la mano izquierda, se transmitirá a sí mismo un impulso que aclarará sus pensamientos. Al mismo tiempo elevará el volumen de su respiración.

Conviene saber

Un doble de mudra en lugar de uno de café

El mudra de la energía surgió como curación de todo tipo de debilidades físicas. En enfermedades de los ojos proporciona alivio, ayudando en su curación. Gracias a su fuerza estimulante hace desaparecer el cansancio. En ocasiones, es la alternativa a una taza de café bien cargado.

Si se realiza este mudra de la energía junto con el de la descarga (véase página 31), se origina uno de carácter meditativo poco usual que tranquiliza el ánimo, actuando como lo haría un tratamiento a base de células frescas.

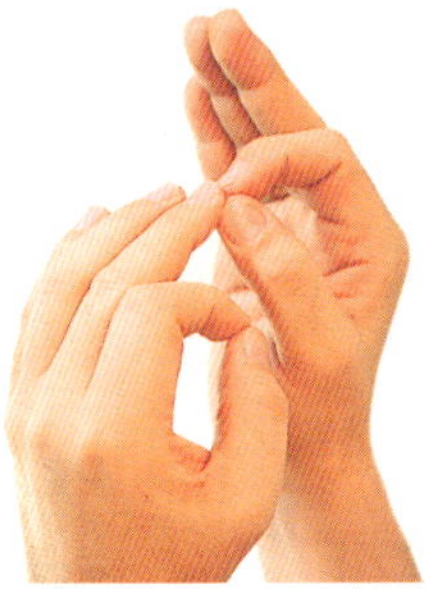

Este mudra transmite fuerzas curativas. En las fases de regeneración ofrece suaves impulsos estimulantes que disipan rápidamente las indisposiciones que aún pueden existir.

Con tan sólo colocar el pulgar contra la punta del dedo anular ya está formando un sencillo mudra que se puede realizar en cualquier momento y que aviva su creatividad.

El mudra de la inspiración

Poner la rueda en movimiento

Así se hace este mudra: Haga un círculo con los dedos pulgar e índice de ambas manos. Coloque la mano derecha a la altura de la garganta con la palma de la mano hacia fuera. Ponga la mano izquierda a la altura del corazón con la palma de la mano mirando hacia el cuerpo. Toque con la punta del dedo corazón de la mano izquierda las puntas de los dedos pulgar e índice de la mano derecha. Mantenga este mudra durante el tiempo que tarde en aspirar y espirar profundamente sesenta veces, o sea, unos cinco minutos largos.

Así le refuerza el mudra de la inspiración

Con este mudra se representa en el budismo al Buda instructivo que pone en movimiento «la rueda de la enseñanza». De ahí que este mudra espiritual deba realizarse con respeto. Por otra parte, también es una postura de la mano con efectos profanos, a través de la cual se despiertan fuerzas primitivas y puras, por lo que no es un mudra muy habitual. Está orientado a una inteligencia primitiva más que a la obtención de un conocimiento interior profundo. Descubrirá una fuente de creatividad, con la que encontrará soluciones que no se le habrían ocurrido antes. Vale la pena, pues, realizar este mudra en situaciones para las que aparentemente no hay esperanza. Y es que a menudo aún queda un germen del que surgirá un nuevo inicio. Tras hacer este mudra, tómese una pausa para desarrollar los nuevos planes.

Meditación que acompaña a este mudra

Mientras mantiene el mudra diga: «Todos los problemas fluyen fuera de mí. Me levantaré y todo quedará atrás. Nada me presionará. Seré un hombre nuevo. Nada de lo anterior se me adherirá. Construiré una nueva casa y ninguna piedra de la antigua se colocará en sus muros. No tengo miedo a la transformación».

El mudra de la luz

Ilumínese a sí mismo

Así se hace este mudra: Rodee con el puño derecho el dedo anular izquierdo, al tiempo que estira hacia arriba el pulgar. El resto de los dedos de la mano izquierda se colocarán de la siguiente manera alrededor del puño derecho: el pulgar se situará contra la muñeca derecha; con el índice cubra las uñas; ponga el dedo corazón sobre los nudillos y el meñique descansa sobre las articulaciones de los dedos meñique y anular. Mantenga este mudra a la altura de la frente por lo menos durante tres minutos. Durante este tiempo procúrese una fuente de luz.

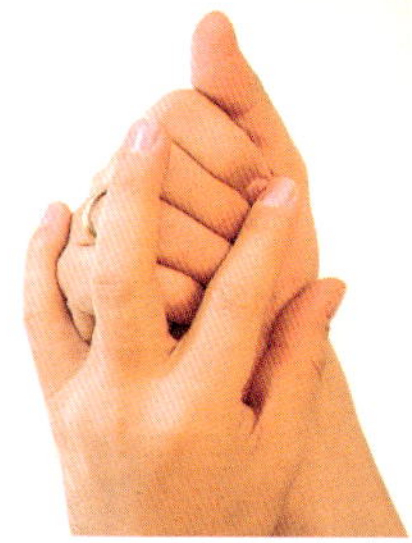

El mudra de la luz es en todos los sentidos un potenciador del gusto por todo lo que agrade a sus ojos. A la vez, fomenta también su capacidad comunicativa.

Así le refuerza el mudra de la luz

Con este mudra reaccionará a su sed de actividad creadora en tres planos. En uno estimulará su sensibilidad anímica y provocará así una necesidad de armonía. La apariencia externa y la percepción interna logran un efecto de conjunción que posibilita también una estimulante disonancia. En segundo lugar, en el plano comunicativo, buscará unir sus ideas con correspondencias estéticas válidas; finalmente, en un tercer plano, más práctico, se dejará guiar por su posible aplicación. Ideal, idea y aplicación cooperan juntos. Así se consiguen para cierto proyecto o propósito las mejores condiciones previas, con lo que ya desde un principio contará con la aceptación general.

Este estímulo triple del mudra de la luz tiene un efecto positivo en cualquier actividad artística creadora. No obstante, este mudra fomenta también todos los demás ámbitos que requieren un procedimiento previamente planificado. Sin embargo, en estos casos, como el impulso utilizado es menos evidente, tras haber realizado el mudra de la luz por primera vez, deberá intentar alguna actividad artística. Es así como conseguirá una sólida confianza en la fuerza del mudra. A partir de aquí, el propio nombre del mudra debería convertirse para usted en una especie de programa que, a manera de «luz de conocimiento», antepusiera a todos sus planes.

Realice los mudras en cualquier momento que tenga ganas o necesidad. Al hacerlos con frecuencia, estimulará su memoria a largo plazo.

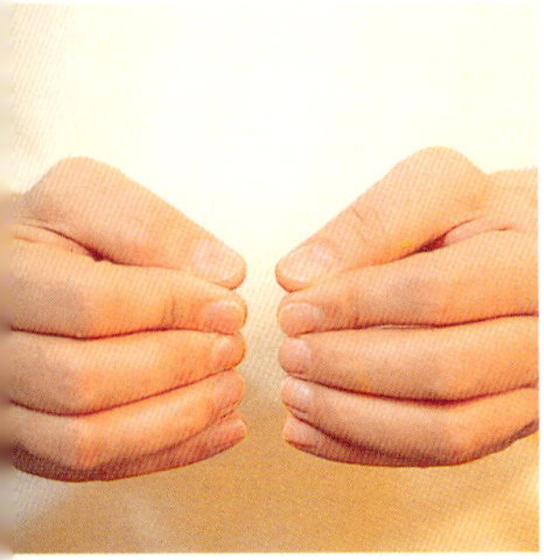

En caso de tener las uñas largas, coloque las puntas de los dedos contra los bordes de la mesa, para que sean los dedos y no las uñas las que formen una línea. También se puede realizar este mudra sólo con una mano

El mudra del hilo de unir perlas

Mostrar los dientes con delicadeza

Así se hace este mudra: Mantenga ambas manos con las puntas de los dedos contra la superficie de una mesa. Intente después ponerlas en fila. Ahora levante la mano levemente.

A continuación, coloque las puntas de los dedos de ambas manos unas contra otras a muy poca distancia.

Así le refuerza el mudra del hilo de unir perlas

Las puntas de los dedos, que representan su temperamento, se encuentran juntas y seguidas en orden una detrás de otra como las perlas de una cadena. De esta forma, este mudra dota, en sentido metafórico, de orden a su ánimo. Se calma la confusión de sentimientos y sensaciones y desaparecen los titubeos y la indecisión. En este sentido es un gesto de reconciliación consigo mismo. Volverá a ser su propio amigo y sabrá lo que es bueno y malo para usted.

Con esta postura de las manos, usted se ocupa al mismo tiempo de dos vertientes de su persona: la oscura y la clara, la femenina y la masculina, la destructiva y la constructiva.

Ninguna de estas vertientes se sostiene aislada una de otra; sólo cuando actúan juntas en armonía, surge de ellas un todo saludable. Con este mudra, usted impulsará este estar saludable. Gracias a él alcanzará una visión de las cosas y reconocerá conexiones que hasta ahora le habían pasado desapercibidas.

El mudra del hilo de unir perlas es un mudra de efectos curativos en caso de malestar físico indeterminado, no localizado, y en situaciones de agotamiento y de estados depresivos.

El mudra de los siete niveles

El billete del ganador

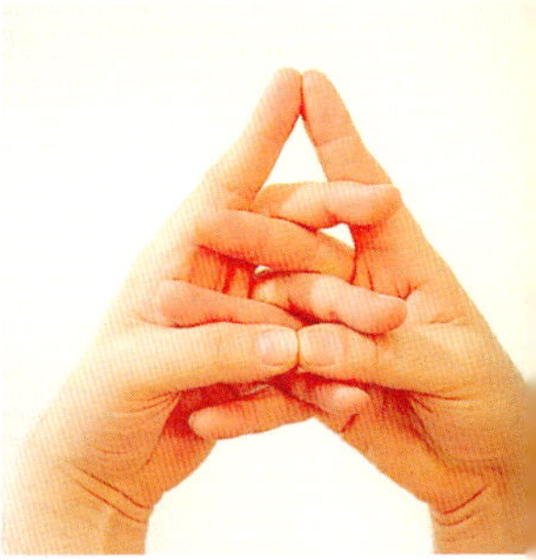

Los dedos elásticos son símbolo de una mente flexible. Para mantener la flexibilidad de los dedos hay que estirarlos suavemente. Se trata de un mudra fácil de realizar.

Así se hace este mudra: Entrecruce los dedos hacia dentro, en dirección a las palmas de las manos. Abra las manos entrelazadas de tal manera que pueda ver las palmas. Estire los dedos entrecruzados. Eleve los dedos índice al mismo tiempo, de forma que se toquen las puntas. Coloque los pulgares entre los meñiques y los anulares; se tocarán las puntas. Mantenga el mudra a la altura de los ojos.

Así le refuerza el mudra de los siete niveles

Realice este mudra cuando tenga ante sí un objetivo al que llegar. Gracias a él dispondrá de la energía y la perseverancia que requiere para conseguirlo. En cierta manera, este mudra es el estandarte que usted lleva ante sí. «Aquí estoy. Quiero lo que quiero. ¡Miradme!»; éste es el lema y al tiempo la fuerza que le otorgará este mudra de los siete niveles. Su deseo será su voluntad y será consciente de que puede conseguirlo. Se abrirá a inspiraciones que llevarán adelante su propósito. Adivinará con antelación lo que puede serle una ayuda o un impedimento. Actuará de forma previsora y reflexiva. La intuición y la lógica son los elementos que refuerzan este mudra, y los que le ayudan a alcanzar el objetivo que se ha propuesto.

Conviene saber

Siete niveles contra los dolores

Este mudra refuerza su espina dorsal no sólo en sentido simbólico, sino que posee un efecto curativo cuando se padecen dolores de espalda. Si hay dolores en la zona que rodea al hueso sacro y las vértebras lumbares, actuará dando alivio y fuerza. Pero también lo hará si surgen problemas con la vejiga urinaria y el recto, así como cuando sufra de dolores menstruales. En todos estos casos, este mudra manda impulsos curativos.

Mensamudra

Surgen las ideas

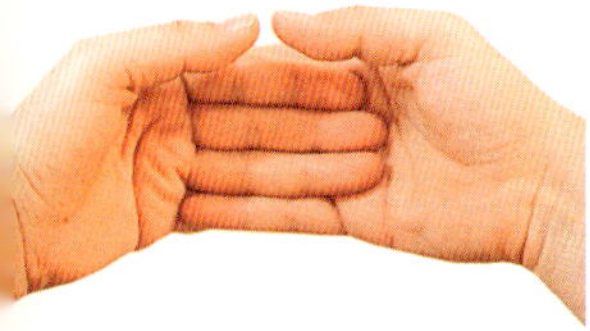

Con el mensamudra, usted estimulará su visión de largo alcance. Verá las dificultades futuras con antelación y estará preparado para enfrentarse a ellas.

Así se hace este mudra: Realice este mensamudra a la altura del ombligo. Para ello, junte los dedos de ambas manos estirados y formando un ligero ángulo. Los dedos de la mano izquierda cubren a los de la mano derecha. Entre los pulgares estirados hay una pequeña distancia. Mantenga este mudra mientras aspira y espira seis veces y a continuación, cambie la posición de las manos, es decir, los dedos de la mano derecha cubren a los de la izquierda, y mantenga otras seis respiraciones.

Así le refuerza el mensamudra

A veces nos quedamos ante una tarea como una liebre ante una serpiente: asustados y paralizados ante su envergadura o extensión. El mensamudra nos ayudará. Gracias a él, usted se abrirá a formas poco convencionales de resolver un problema. Este mudra hace que aparezcan las salidas ingeniosas y quede despejado el camino a seguir. Se destierra el miedo y el problema queda representado con absoluta claridad y sobre todo, dominado. En aquellas situaciones que aparentemente no tienen solución, el mensamudra le puede ayudar mucho. Gracias a él encontrará el agujero de la valla por el que huir, para convertir en una victoria lo que a usted le parecía una derrota.

¡Preste atención!

Corto y excitante o largo y relajante

Se dará cuenta del poder del mensamudra tras mantenerlo tan sólo un corto espacio de tiempo. Se sentirá despierto de una forma nunca antes experimentada. Si lo mantiene durante largo tiempo, por lo menos cinco minutos, esta viveza desaparecerá y caerá en una especie de trance y de profunda relajación. Si realiza este mudra a causa de una actividad inminente, deberá evitar este último estado meditativo.

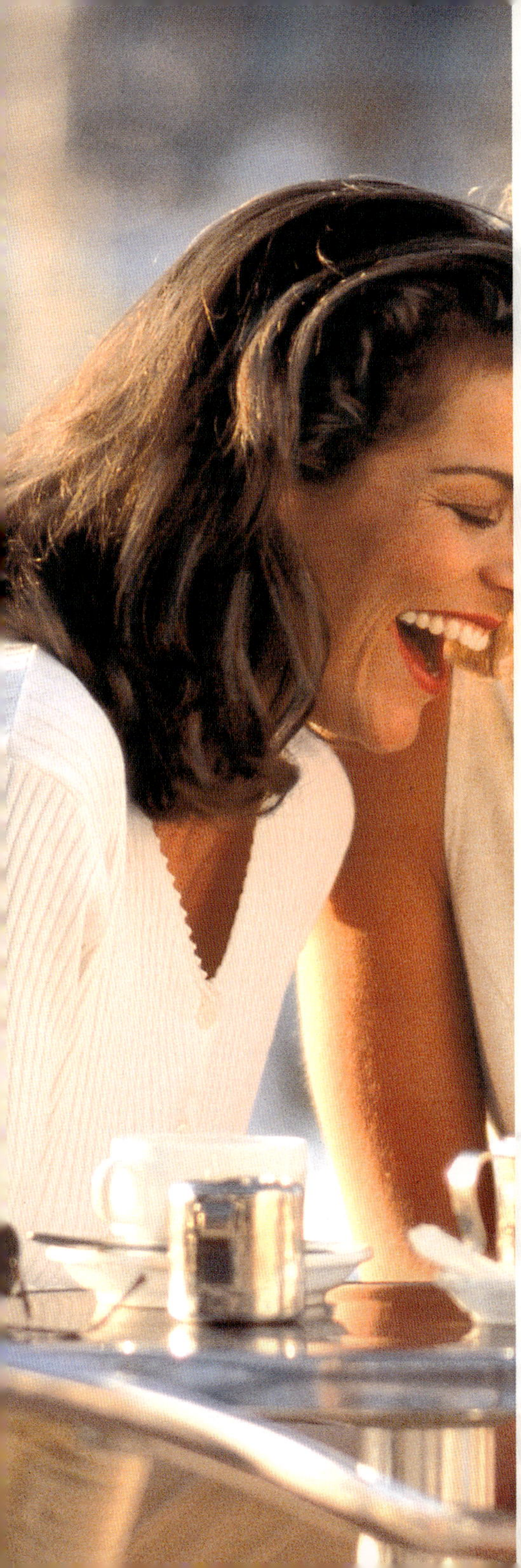

Comunicación

De una manera distinta

La comunicación siempre se basa en dar y recibir. Toda comunicación carecerá de contenido si no hay dotes de comunicación, don de habla, auto-representación y capacidad de escuchar.

Los mudras le dan el valor necesario para abrirse. Mire en el corazón de los demás y permita que éstos miren en el suyo. Aprenda así a hablar de corazón a corazón y a otorgar a su comunicación una magia muy especial.

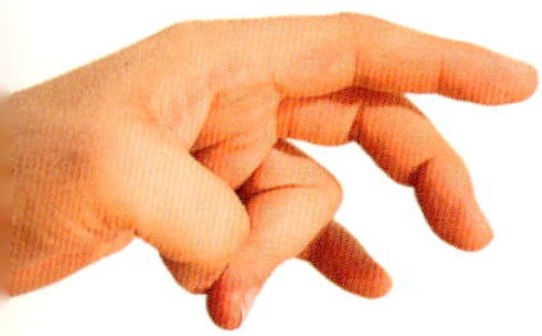

Con este juego de dedos se desprende del nerviosismo, ganando seguridad en sí mismo. También resulta muy relajante en cualquier tipo de sobreexcitación física.

Juego de dedos
para soltar la lengua

Hablar con las manos y con los pies no sólo es propio de los países del Sur. Preste atención: siempre que deseemos comunicarnos, hablarán nuestras manos. Luego no sólo recalcamos lo que decimos, sino que también expresamos nuestros sentimientos. Las manos y el habla están muy unidas en nuestra mente. De este modo, no sólo «comprendemos» a través de las palabras, sino también a través de las manos. Con este juego de dedos estimulará su corazón y su entendimiento.

Ejercicio

Permita que también hable su corazón

Haga este ejercicio de forma sincronizada con ambas manos. Consta de tres series. Tras cada una de ellas extienda los dedos presionando ligermanete. Durante el tiempo de aspirar y espirar tres veces, junte las puntas de los dedos un poco abiertos.

- Presione la yema de los dedos contra la uña del pulgar, empezando por el índice. Cuando llegue al meñique, repita el proceso partiendo de él y en dirección opuesta.
- Después, presione con las uñas de los cuatro dedos uno detrás de otro en la misma sucesión de arriba contra la parte interna de la zona superior del pulgar.
- En la tercera serie, presione la yemas de los dedos de forma alternativa y con fuerza contra la punta del pulgar.

Tenga cuidado en los tres pasos de mantener bien estirados los dedos que no presionan al pulgar. Repita todo el ejercicio tres veces. Ganará presencia comunicativa y lanzará destellos, mostrando a su interlocutor que le está escuchando de verdad. Estimulará su sensibilidad y se hará consciente de su propia intimidad. Usted conoce los motivos que le guían y desarrolla un sutil sentimiento hacia cómo se da y se percibe a sí mismo.

El mudra de la energía

Procúrese una base sólida

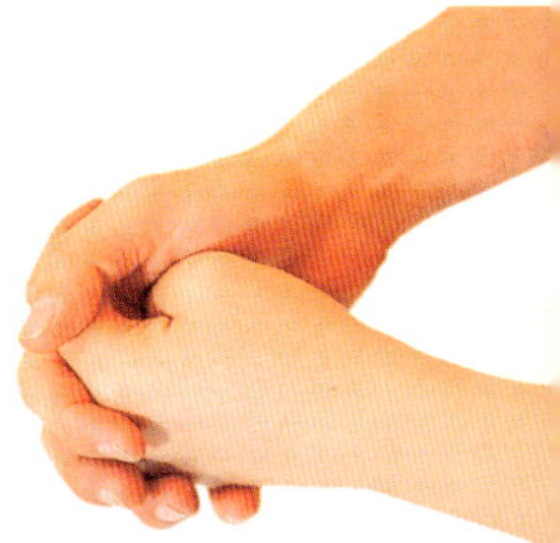

Así se hace este mudra: Extienda la mano derecha. Ahora meta los cuatro dedos flexionados de la mano izquierda en los huecos que dejan los de la mano derecha y apriete las manos una contra otra. El dedo pulgar izquierdo ha de quedar escondido en la palma de la mano derecha. Mantenga este mudra a la altura del corazón como mínimo el tiempo que tarde en aspirar y espirar seis veces.

Si realiza este mudra intercambiando las manos, irá escondiendo los pulgares de forma alternativa en las palmas de la mano y con ello conseguirá que por ellas fluya una potente fuerza curativa.

Así le refuerza el mudra de la energía

Con este mudra conseguirá acercarse y conocer profundamente su corazón y conocerse a sí mismo. Con él aprenderá a evaluar mejor tanto a sí mismo como sus reacciones en los casos de diferencias con los demás. Permanecerá tranquilo incluso cuando esté presionando a su contrario de una manera desacostumbrada o cuando intente influirle. Con este mudra le resultará fácil comprender que ha de evitar tales enfrentamientos y rechazarlos, anunciando siempre su firme resolución a este respecto.

Además con este mudra que transmite energía, usted fija su propia fuerza y su talento de una forma casi mágica. Realice el mudra antes de una conversación y observe, haciendo uso de su intuición, los rasgos característicos más sobresalientes de su futuro interlocutor. De este modo reforzará al tiempo esas mismas características en sí mismo. En el preciso momento que salude a su interlocutor con la mano le transmitirá algo de esa fuerza activada en usted y a la vez un enérgico sentimiento de mutua simpatía. El apretón de manos que se intercambien será ciertamente también muy cordial, y ésta será la impresión que deje tras de sí.

Durante alguna conversación preste atención al movimiento de los dedos y las posturas de las manos de su interlocutor. Le transmitirán información sobre su estado anímico de ese momento.

Este mudra le otorga además perseverancia, la fuerza para imponer sus propios intereses con discreción. Gracias a la simpatía desencadenada en su adversario por su cortesía, le resultará fácil inclinar la balanza hacia usted y mantener la supremacía.

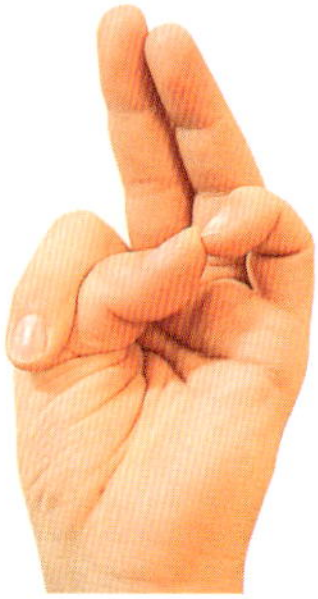

Haga este mudra siempre que algo importante requiera de toda su atención y concentración.

El mudra de la concentración

¡Haga que se le oiga con atención!

Así se hace este mudra: Ponga la punta del pulgar sobre la uña del dedo meñique. Doble hacia abajo el dedo índice en dirección a la raíz del pulgar. Los dedos corazón y anular permanecen estirados. Mantenga el mudra tres minutos como mínimo.

Así le refuerza el mudra de la concentración

Este mudra le ayudará siempre que necesite fijar su mirada o su atención en una cosa determinada. Los influjos que descentran y las distracciones desparecen. Le resultará más sencillo concentrarse en su interlocutor. Gracias a este mudra aumenta su capacidad de atención y reacción, de tal forma que podrá rechazar los ataques. Se agudizará su capacidad de comprensión y sus respuestas se harán más concisas. Unas mayores dotes de comprensión le capacitarán para escuchar a los demás y entenderá lo que se esconde tras las palabras. Con este mudra, obtendrá una gran competencia comunicativa: tendrá el poder de comprometer a los demás. Y es que mirará por debajo de las máscaras de las personas y descubrirá sus auténticas intenciones. Reforzará, pues, no sólo la seguridad en sí mismo, sino que también obtendrá sorprendentes impresiones.

El consejo del experto

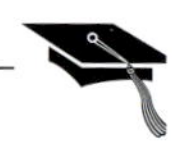

Directamente de Buda

A menudo se recomienda como mudra de la concentración la postura de las manos con la que aparece Buda meditando. Para realizarla, el pulgar y el índice forman un círculo, mientras los demás dedos permanecen ligeramente estirados. Este mudra refuerza la concentración y reafirma el arte de hablar y de la persuasión. Para que los demás se inclinen hacia sus puntos de vista, tendrá que mantener este mudra como mínimo durante cinco minutos con cada mano.

El mudra de Apolo

Proporciona un ánimo alegre

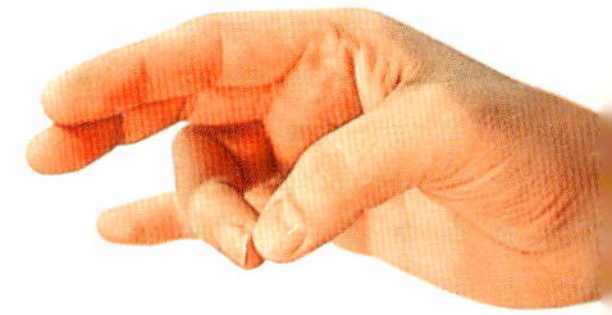

Así se hace este mudra: Mantenga esta postura con ambas manos mientras aspira y espira doce veces. Toque con el pulgar la punta del dedo anular; los demás permanecen estirados.

Así le refuerza el mudra de Apolo

Este mudra recibe su nombre del dedo anular al que, en el arte de leer las manos o quiromancia, se le llama «dedo de Apolo» y es el que responde de nuestra apertura al mundo. Pero la apertura que brinda este mudra se basa en un impulso interno, que se concreta en una confianza reforzada en uno mismo gracias a la cual sentimos que volvemos a pisar firme.

Perderá el temor al miedo sin suprimir los miedos justificados, lo que le preservará de la petulancia. Estará atento, fortalecido y relajado. Su mente y su capacidad de generar nuevas ideas se verán estimulados, lo que le preparará para las sorpresas. El asombro sobre su versatilidad lo contrarresta con ingenio lingüístico. Si hace este mudra con la mano izquierda ganará en discreción y las características descritas arriba se orientarán a su interior. Se convertirá en un observador ingenioso, aislado de los acontecimientos. Si lo mantiene con ambas realzará su efecto, obteniendo una creciente confianza en sí mismo.

Los dolores de las piernas se harán más soportables gracias a este mudra. En los casos de largas caminatas le mantendrá despierto y le ayudará también a mantener despiertos a los demás. Si lo realiza con frecuencia, los pies no se le cansarán tanto ni tan rápidamente.

El consejo del experto

Para una mayor despreocupación

Si realiza el siguiente mudra complementario del mudra de Apolo con la mano izquierda, aumentará su capacidad de establecer contactos y disminuirá su antigua timidez ante los nuevos encuentros. Para ello toque con el pulgar la punta del dedo meñique y estire los demás dedos. El impulso que se consigue con este mudra complementario le dará despreocupación y serenidad, proporcionándole un ánimo alegre.

El mudra del sol y la luna

Una forma de realzarse a sí mismo

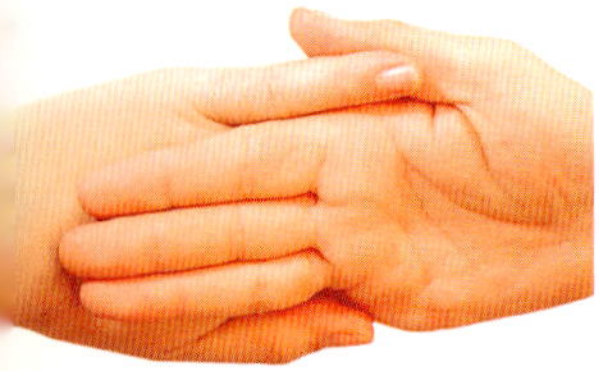

Así se hace este mudra: Junte las manos abiertas por el reverso. La mano derecha mira a su cuerpo. El meñique izquierdo descansa sobre el pulgar derecho; el pulgar izquierdo cubre al meñique de la mano derecha. Mantenga este mudra a la altura de los ojos el tiempo que tarda en aspirar y espirar seis veces.

Este mudra transmite el impulso correcto para reforzar la fuerza expresiva y la capacidad de escuchar y detectar mensajes ocultos o dobles sentidos.

Así le refuerza el mudra del sol y la luna

¿Ha discutido? ¿Tiene que enfrentarse a determinadas dificultades o contratiempos? Este mudra es la mejor preparación para afrontarlo. Con él mostrará su disposición a mantener una discusión limpia, en la que por su amabilidad le dará al contrario la ocasión de cambiar su punto de vista sin necesidad de bajar los ojos. «Encuéntrame para encontrar tu luz». Abórdele con esta actitud. Pero en caso de una negativa muéstrele también hasta qué punto está usted por encima. Haga realidad el lema del mudra del sol y la luna: «Según la fuerza con la que grites en el bosque, así resonará; pero mi voz es el viento que dispersa los malos tonos».

Este mudra le liberará de los prejuicios, con lo que podrá contemplar el mundo con la curiosidad de un niño y abrirse a nuevas impresiones. Así de fácil se pueden tirar por la borda los viejos y opresivos modelos. Es posible un nuevo comienzo. No obstante, seguirá siendo el dueño de la situación y continuará teniendo las riendas. Y, aunque sigue teniendo sus sentimientos a flor de piel, no se deja dominar por sus estados de ánimo.

¿Quiere transmitirle algo bueno a alguien? Entonces presiónele los pulgares durante un rato. Presionar los pulgares es de hecho un mudra con el que se transmite fuerza positiva.

Meditación que acompaña a este mudra

Dígase mientras mantiene este mudra: «Hablas, escucho. Hablo y escucho; escucho mis sentimientos y los tuyos. Me escuchas, me ves, te entiendo... Quieres entenderme. Abres tu corazón. Yo te regalo mi atención. Tú me lo agradeces con tu propia atención. Nos conocemos profundamente. Te doy las gracias».

Pik-Ass

El mudra del desconcierto

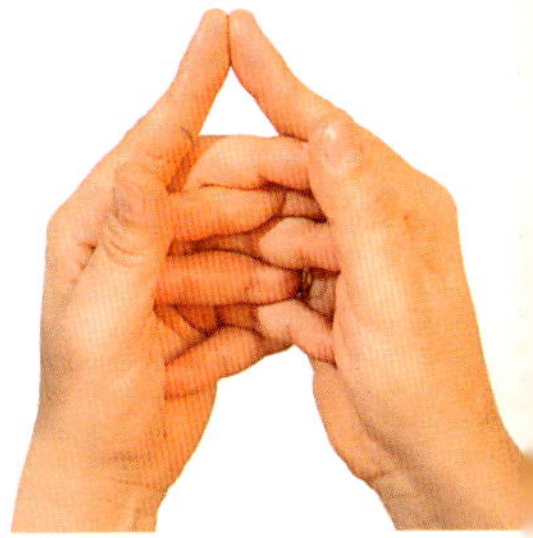

Con este mudra conseguirá convencer a los demás de sus propias ideas.

Así se hace este mudra: Entrecruce los dedos orientados hacia las palmas de las manos. Abra las manos hasta que las puntas de los dedos índice estirados en posición vertical se toquen. El resto de los dedos deben estirarse ligeramente en posición horizontal. Ahora, las puntas de los dedos anular deben descansar sobre la flexura de los pulgares. Después cubra con los pulgares y sus yemas la punta de los dedos. Mantenga este mudra a la altura del estómago mientras aspira y espira doce veces.

Así le refuerza el mudra Pik-Ass

¿Quién no conoce a los aduladores que a todo el mundo le dicen «sí» y «amén» y que con cada «sí» abren una pequeña puerta trasera a través de la cual se pierden una y otra vez? Se muestran muy complacientes, dándonos la impresión de que somos nosotros los que llevamos las riendas. Con este mudra despertará esta cualidad dentro de usted. ¿Tiene un objetivo que requiere tacto y diplomacia y piensa que por el camino recto no conseguirá nada? Eche mano de este mudra.

El Pik-Ass le dará la fuerza para identificarse con sus objetivos. Será más consciente de sus deseos, lo que le permitirá esconder sus verdaderas intenciones sin perderlas de vista.

Conviene saber

Por propio convencimiento

Estar convencido de uno mismo y de sus objetivos es positivo para imponerse a los demás. Pero puede resultar ofensivo de cara a los demás: se da la impresión de ser indolente e impertinente. Sin embargo, si, por su opinión, le infunde respeto a su contrario, éste no percibirá su fuerza como un menoscabo de su persona. El que está plenamente convencido de sí mismo no necesita convencer de esto a los demás.

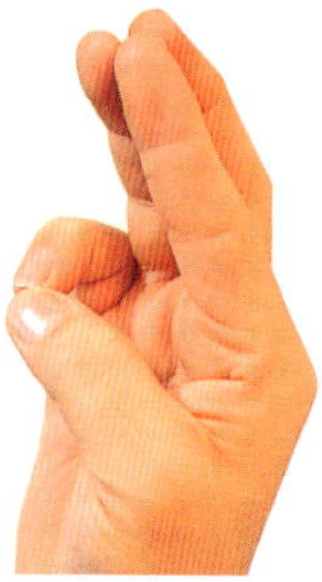

Los tres dedos elevados

Así se hace este mudra: Junte los dedos índice y anular y coloque encima el corazón. Tenga cuidado de que las puntas de los dedos no se separen. Ahora sitúe la punta del dedo meñique contra la del pulgar. Mantenga este mudra como mínimo el tiempo que tarde en aspirar y espirar seis veces y hágalo con ambas manos.

Este mudra refuerza nuestra compasión, permitiéndonos, no obstante, seguir siendo nosotros mismos.

Así le refuerzan los tres dedos elevados

¿Le gusta que le vean estar entre la gente y dedicarse a las cosas buenas de la vida? ¿Quiere sentirse reconocido en su entorno? ¿Desea sentirse cómodo en el círculo de amistades que usted ha elegido y participar en él activamente? Pues este mudra de los tres dedos elevados es el más indicado. Las características agradables de su temperamento que estimula este mudra son la sociabilidad y el espíritu emprendedor, unidas a una atrayente irradiación.

Además de esto, el mudra de los tres dedos elevados relaciona su voluntad consciente y el deseo de intercambio creativo. Al mismo tiempo adecua de forma agradable estas aspiraciones suyas orientadas hacia el exterior a sus posibilidades y a las circunstancias externas. Para ello retrocede un paso en su interior y se contempla desde un punto elevado. Se somete a prueba a sí mismo, controla y corrige sus declaraciones y sus puntos de vista. El objetivo conjunto y el acuerdo general adquieren prioridad sobre sus deseos personales. Con ayuda de este mudra puede compartir estos principios sin sentirse limitado.

Si lo desea puede crear su propio mudra. Relájese y junte las manos. Si deja que se produzcan movimientos involuntarios, habrá formado un mudra adecuado para usted.

Además, este mudra refuerza nuestra compasión. El bienestar general será pues entendido como nuestro propio bienestar. Así estará abierto a necesidades que sobrepasan su pequeño círculo. No obstante, no se perderá en altruismos. En ningún momento dejará de apreciar el interés personal, ni de perseguir su propio provecho siempre en un grado aceptable. Así es como seguirá siendo una parte reconocible del todo.

El mudra de la descarga

Un baño para el alma

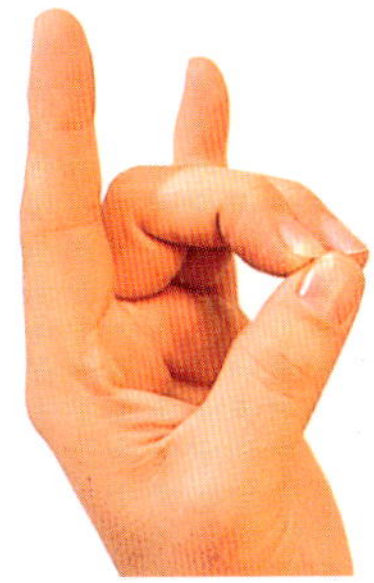

Realice el mudra de la descarga junto con el mudra de la energía (véase página 25). De esta forma se deshace del lastre, se recarga de nuevas energías y se abre a nuevas sensaciones.

Así se hace este mudra: Coloque las uñas de los dedos anular y corazón juntas sobre la del dedo pulgar. El índice y el meñique permanecen estirados. Mantenga este mudra durante unos cinco minutos con la mano izquierda.

Así le refuerza el mudra de la descarga

Hay días en los que pesamos todas y cada una de las palabras. Días en los que basta un apretón de manos demasiado flojo para ponernos de mal humor. Por otra parte, no siempre nos podemos permitir mostrar nuestro malhumor. Bien, pues en vez de tragarnos este malhumor y con ello hacernos difícil la vida, lo mejor es hacer este mudra de la descarga que le proporcionará aire, haciendo desaparecer su enojo y dejándole indiferente frente a las inclemencias del día. Su «piel emocional» se endurecerá. No obstante, no se convertirá en un insensible. Será más tenaz al perseguir sus objetivos. Así, admitimos con tranquilidad los reveses como pequeñas interrupciones en nuestro camino, en lugar de hacernos mala sangre. Este mudra es adecuado también para los casos de encuentros desagradables.

Si se realiza con la mano derecha, este mudra favorece la purificación interna: se renuncia a las sensaciones y pensamientos negativos, volviéndose al orden y equilibrio internos.

Conviene saber

Rápida recuperación de las fuerzas

El mudra de la descarga también es un mudra curativo. Le ayuda, tras salir de una enfermedad, a recuperarse rápidamente. Gracias a él eliminará las impurezas del organismo, por lo que conviene realizarlo durante las épocas de ayuno, como una modo de fomentar éste último. Alivia también los síntomas característicos de la regla y la astenia de la vejiga urinaria.

El mudra del manto que invisibiliza

Disfrute de un momento de evasión

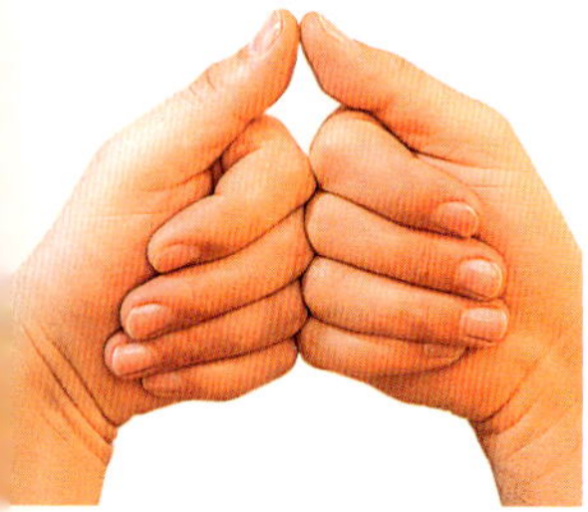

Con este mudra podrá «desaparecer» en los momentos complicados.

Así se hace este mudra: Doble los dedos y hágalos tocarse por el pulpejo, mientras estira los pulgares. Una los puños que se han formado por la flexura de los dedos y haga que se unan las puntas de los pulgares. Mantenga este mudra a la altura del ombligo hasta que vuelva a sentirse bien.

Así le refuerza el mudra del manto que invisibiliza

Con este mudra forma de manera simbólica dos flores de loto que están naciendo y que, estirándose, salen del estanque, sin apenas haber sido tocadas por el polvo ni la suciedad, hasta convertirse en radiantes flores. De igual forma, con este mudra podrá, como una flor de loto recién nacida, sustraerse a todas las maldades. No se trata de estar por encima de las cosas, sino de estar inmunizado contra las heridas anímicas al conseguir distanciarse del mundo que le rodea. Vea lo que sucede, dónde y por qué, sin que le afecte especialmente. Los ataques contra usted rebotan contra aquellos que los producen, que se golpean con sus propias armas. El efecto limitativo de este mudra le ayudará también a retirarse inadvertidamente en situaciones difíciles; como si se pusiera un manto que le hiciera invisible. Desaparece de la cabeza de sus congéneres. Tampoco se advertirá su presencia cuando se esté en medio de un tumulto. Conseguirá paz interior y podrá respirar profundamente. De hecho, este mudra refuerza los órganos respiratorios, por lo que es indicado en casos de tos y ronquera.

Si cuando esté hablando, dando un discurso o conferencia, eleva el dedo meñique en lugar del índice, dotará a su discurso de gran fuerza expresiva.

Meditación que acompaña a este mudra

Manteniendo el mudra repítase a sí mismo: «Estoy conmigo mismo. Me siento caliente y protegido; alimentado por una buena fuerza concentrada en mi corazón. Es el momento de que se extienda por todo mi ser. Las heridas se cierran y las cicatrices desaparecen. Pase lo que pase, dentro de mí todo es belleza».

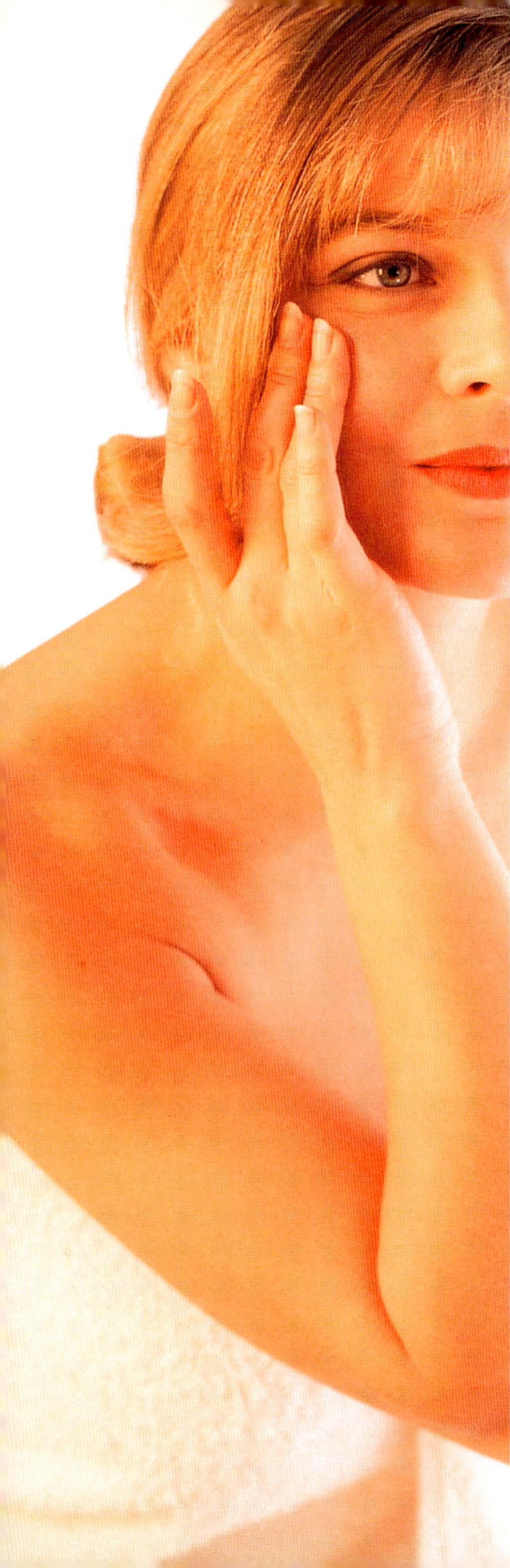

Belleza

Cuando sonríe el sol interior

La verdadera belleza siempre procede de nuestro interior. Quien se ama a sí mismo y se acepta tal como es, refleja su actitud positiva también hacia el exterior, haciéndose así bello a los demás.

Con los mudras que se presentan en este capítulo embellecerá su alma. Y el nuevo bienestar que conseguirá se podrá ver claramente reflejado en su rostro.

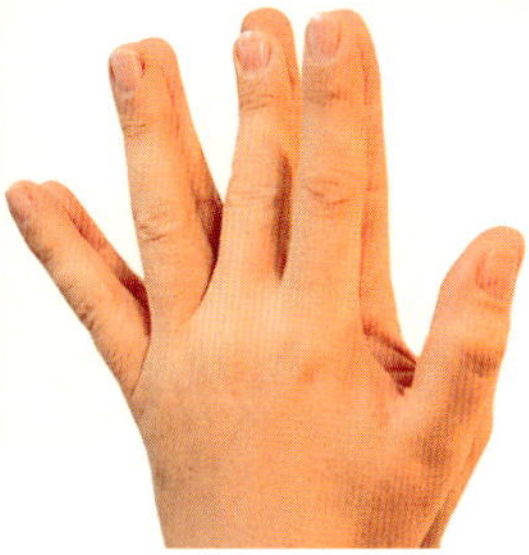

Este juego con los dedos mejora su respiración. En caso de resfriado mantiene la nariz despejada durante más tiempo. Además fomenta los efectos de los tratamientos contra las impurezas de la piel.

Juego de dedos

Mariposas para el alma

Una mano bella es una mano cuidada; unas manos cuidadas son un signo de atractivo físico, pero son también un espejo en el que se refleja nuestra alma. Nuestros gestos transmiten algo acerca de nuestros sentimientos. Y unas manos flexibles permiten que los gestos sean más expresivos y discretos. Con estos juegos de dedos conseguirá esta flexibilidad, dotando a sus gestos de un impulso vital complementario.

Ejercicio

Para conseguir manos rápidas y vivas

A modo de preparación caliéntese las manos, frótándoselas como cuando se las lava. De vez en cuando júntelas un instante y mueva los dedos. Frótese las muñecas para calentarlas también.

- Junte las palmas de las manos. Mueva los dedos índice con movimientos rápidos, cada uno seis veces en todas direcciones y uno tras otro. Mientras lo hace, la punta del dedo debe tocar levemente la articulación del otro dedo. El resto no se mueven. Repita estos movimientos con cada uno de los dedos y por orden uno tras otro. Tras terminar con el meñique, realice el ejercicio con los pulgares.
- Las palmas de las manos están juntas y presionan hacia atrás con el dedo índice derecho contra el izquierdo. El izquierdo responde a esta presión de igual manera. Repita este movimiento seis veces. Mientras, los demás dedos deben moverse lo menos posible. Haga este ejercicio con los dedos restantes, uno tras otro, acabando con los pulgares.
- Repita el primer paso del ejercicio, pero ahora mueva los dedos sólo una vez a izquierda y derecha, uno detrás de otro. Repita este paso seis veces.

Vuelva a realizar el ejercicio completo tres veces. Con ello se transmite impulsos que recrean su mente y retensan su cuerpo.

El mudra del Yin y el Yang

Un canto para su alma

Así se hace este mudra: Junte las puntas de los pulgares y cruce el dedo índice izquierdo sobre el derecho. Por encima de ellos, cruce el dedo corazón izquierdo sobre el derecho. Coloque los dedos anular en las puntas cruzadas de los dedos corazón. Por último, ponga los dedos meñique contra las puntas cruzadas de los dedos índice. Mantenga este mudra a tres alturas –a la del corazón, después a la de los ojos y por último, a la de la cabeza– el tiempo que tarda en aspirar y espirar doce veces en cada altura. Las palmas de las manos miran hacia fuera.

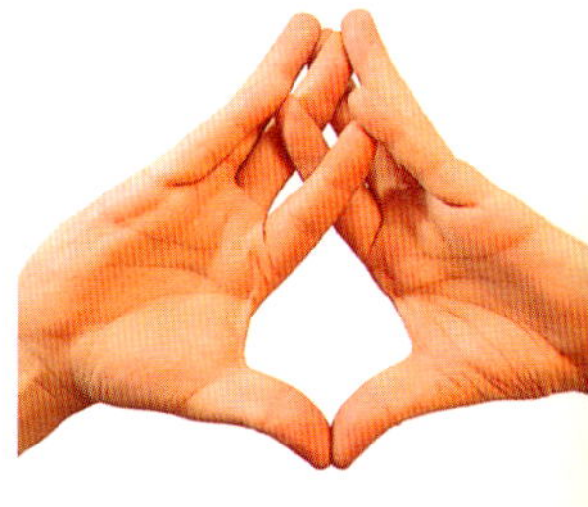

Con este mudra logrará mantener la tranquilidad, conseguir un sueño reparador, facilitar la buena digestión y afianzar la columna vertebral.

Así le refuerza el mudra del Yin y el Yang

A través de los dedos cruzados unos con otros en diferentes niveles, sus fuerzas anímicas se equilibran en un plano superior. Se crea una sensación de bienestar y protección. Gracias a esto conseguirá una armonización permanente de sus estados anímicos. Sabe a qué atenerse en lo que respecta a usted y al mundo.

Al mismo tiempo, este mudra del Yin y el Yang refuerza su centro interno, es decir que el flujo de sus energías tanto físicas como anímicas alcanza un equilibrio total; junto al bienestar anímico se crea un bienestar físico. Se erguirá con un orgullo sincero y mirará a los demás a los ojos con la cabeza levantada. Su mirada reflejará su fuerza y la consciencia que tiene de sí mismo. Los demás sentirán que en usted actúa y fluye una buena energía y buscarán inconscientemente su compañía.

Deje que sus manos bailen. Muévalas al compás de la música. Con ello logrará que sus gestos sean más armónicos y alimentará su sensibilidad para lo bello.

Derroche esta fuerza recién creada. Porque cuanto más deje a los demás participar en ella, con más poder le será devuelta. Para ello no es necesario que haga nada especial; basta con que esté ahí y no se cierre. Así enciende un fuego, hace uso del corazón y del entendimiento y vence las contrariedades. Al tiempo, las virtudes que usted mostrará serán la clarividencia y la valentía. Así hará de sí mismo un héroe, que es capaz de saltar por usted a las brasas y al que se ayuda con gusto y decisión en la necesidad.

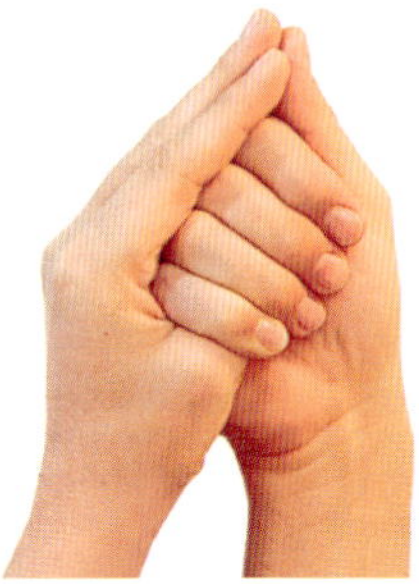

Mientras mantiene este mudra, deje que su respiración siga su propio ritmo; por ella misma será regular y profunda. Las energías fluirán sin ningún impedimento.

El mudra de la concha

Dele brillo a su estrella

Así se hace este mudra: Encierre el pulgar izquierdo en su mano derecha. Coloque los dedos de la mano izquierda de tal manera que las puntas de los dedos índice, corazón y anular toquen el pulgar derecho. Mantenga este mudra por lo menos durante cinco minutos a la altura del pecho.

Así le refuerza el mudra de la concha

Las conchas marinas nos muestran su belleza interior –las perlas– sólo cuando se abren. Algo parecido es el efecto de este mudra. Gracias a él, usted sacará brillo a su alma; su reflejo le permitirá iluminar sus ojos, dándole un agradable aura a su alrededor.

Cuando haya hecho este mudra, escuche su voz interior. Imagínese un sonido que le envuelva y que le haga balancearse. De él surgirá una melodía que resonará dentro de usted durante mucho tiempo. Siempre que se sienta inseguro o a disgusto, recuerde esta melodía y encontrará nuevamente sus fuerzas internas. Si mantiene este mudra, encontrará en su interior un hogar. Es una forma especial de cuidar de uno mismo. Acaríciese, estírese y encójase dentro de su cuerpo como un gato y se sentirá feliz consigo mismo. Gracias a esta autosatisfacción se hará fuerte de cara al exterior. Su contrario estará ante un duro contrincante. Tendrá fuerza. Y aceptará esta fuerza y a sus amistades las mantendrá y cuidará incluso cuando sople mal viento.

El consejo del experto

Imprima fuerza a su voz

Como mudra curativo, el mudra de la concha envía impulsos beneficiosos a la garganta y a la voz. Si éste es el efecto deseado, ha de mantenerse a la altura del ombligo y ha de cantarse mientras se mantiene. Así transmitirá armonía a su voz hacia dentro y hacia fuera.

El mudra del beso de los cisnes

Dotar de profundidad a la mirada

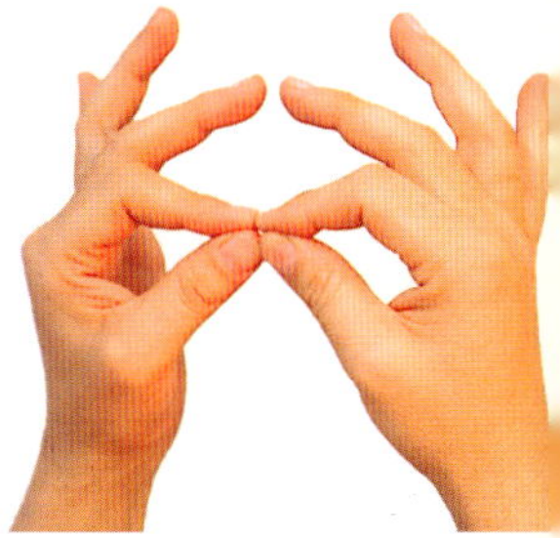

Con este mudra dotará a sus ojos de un brillo muy especial.

Así se hace este mudra: Una las puntas de los dedos pulgar e índice de la mano izquierda y derecha y pegue los dedos juntos de una mano con otra. Los demás deben permanecer estirados a cierta distancia uno de otro. Mantenga este mudra al nivel de la garganta mientras aspira y espira profundamente doce veces.

Así le refuerza el mudra del beso de los cisnes

Nuestros ojos son las ventanas de nuestra alma. Si nos sentimos bien en nuestro interior, nuestros ojos tendrán brillo y nuestra mirada mostrará una profundidad mágica. Es la belleza de nuestro corazón la que consigue esta magia. Y es que en nuestra mirada reside una curiosa sinceridad. Es ella la que deja adivinar nuestra alegría interna y hace que se contagie. Esta mirada encantadora es la que enciende el corazón de cuantos nos rodean y se relacionan con nosotros. Con el mudra del beso de los cisnes, despertará la energía que desencadena este encanto. Para ello, no obstante, es imprescindible que esté dispuesto a permitir que miren dentro de su corazón.

Junto a este efecto seductor, este mudra dirige su atención hacia su propio interior y le posibilita concentrarse en sus sentimientos. Así es como averiguará con agudeza hacia qué se inclina su corazón o qué no acepta. Verá hacia quién ha de dirigirse y hacia quién no. Una vez que usted se conozca a sí mismo de esta forma, podrá mostrar sus sentimientos al exterior sin vergüenza.

El consejo del experto

¿Desea perspectiva?

Mantenga este mudra a la altura de los ojos. Mire durante un rato a través de sus dedos como si fueran gafas. Así es como le hablará a su sexto sentido. Si piensa en un problema manteniendo este mudra, se le ocurrirá su solución con facilidad.

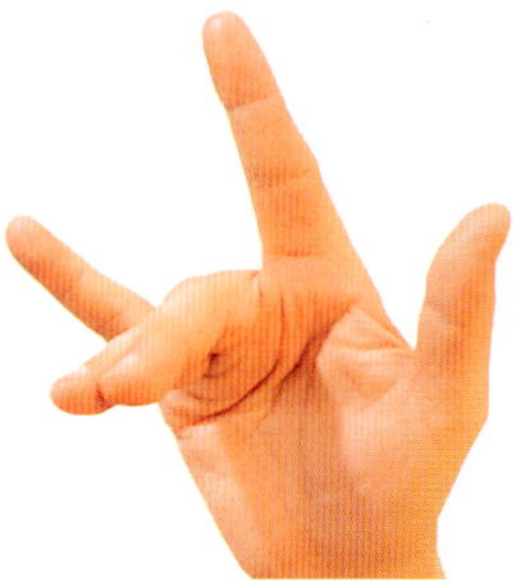

¿Busca una idea? Aprovéchese del estímulo sensorial de este mudra y atrápela. Sus sentidos permanecerán abiertos a extraordinarias ocurrencias.

El mudra de la oscilación

Escudriñar la propia sensualidad

Así se hace este mudra: Haga este mudra con ambas manos mientras mantiene los brazos ligeramente extendidos. Abra los dedos estirados, pero pegue el anular y el corazón. Baje y suba estos dos dedos con expresividad doce veces una detrás de otra. Entretanto los otros dedos apenas deben moverse.

Así le refuerza el mudra de la oscilación

Tómese todo un magnífico día para sí mismo en el que pueda prestar atención –solo, sin molestias de ningún tipo– a las cosas maravillosas de la vida. Al despertarse, estírese y encójase a su gusto y realice este mudra. Con él conseguirá un fuerte impulso positivo y aumentará su facultad sensitiva. Se abrirá a agradables estímulos e impresiones. Estará dispuesto a mostrar sus sentimientos al exterior lo que hará que se presente cariñoso hacia los demás y que éstos le respondan también cordialmente.

A la vez, este mudra refuerza también su sensualidad. Se sentirá bien y su existencia será feliz. Tendrá ganas de sentir placer. Ex-perimentará una alegría divina que le transmitirá fuerzas y el más puro placer de vivir.

El consejo del experto

Sentirse bien con todo lo que le rodea

Los mudras dirigidos a la belleza interior son los «mudras del bienestar». Transmiten impulsos al cuerpo y a la mente que nuestros sentimientos se encargan de pulir. Estos mudras han de realizarse en un ambiente que sea agradable para usted. Prepárese con antelación con un baño ambientado con aromas, luces de velas y música relajada. Tómese su tiempo y repita el mudra elegido varias veces. Introdúzcase en las imágenes que vaya visualizando, juegue con ellas y encáucelas hacia una dirección concreta.

El mudra del árbol de la vida

Alimento para sus 6 sentidos

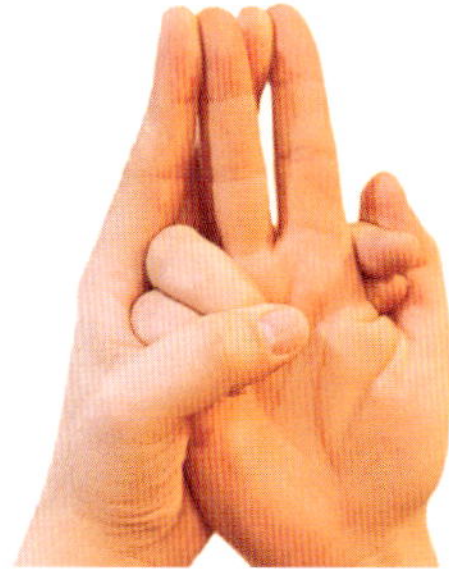

Con este mudra conseguirá recuperar de nuevo su fuerza y capacidad habituales.

Así se hace este mudra: Doble el dedo meñique y el anular de la mano derecha. Ponga el pulgar izquierdo sobre ambos dedos y rodee con la mano izquierda el puño de la derecha. Las puntas de los dedos meñique y anular de la mano izquierda descansan en la flexura del pulgar derecho y están sujetos por el propio pulgar. Ahora coloque el índice izquierdo junto al corazón derecho y el índice derecho junto al corazón izquierdo. Mantenga este mudra cinco minutos a la altura del pecho.

Así le refuerza el mudra del árbol de la vida

¿Hay ocasiones en las que se siente débil y sin ánimo? ¿O con la impresión de estar ante un precipicio? Realice este mudra y volverá a sentir el suelo bajo sus pies y su «yo» regresará de nuevo a su centro. Afirmado en sí mismo, estará en condiciones de deshacerse de los pensamientos opresores y de las ideas que persisten a toda costa en la cabeza. Como un árbol en otoño, arrojará el viejo vestido. Deje que el viento sople a través de las ramas de su alma y forme nuevos brotes –los de una psique clara– que se abrirán en la primavera de su alma.

Sus sentidos vuelven a despertar, lo que le hará ver con una nueva mirada algunas cosas antiguas. Podrá elegir lo nuevo a lo que desea unirse. Le guía su sexto sentido que ha recibido un especial estímulo a través de este mudra.

Así refuerza su «yo» con la mayor rapidez: Enganche los dedos meñiques con fuerza el uno al otro y tire enérgicamente tres veces.

Meditación que acompaña a este mudra

Dígase a sí mismo mientras mantiene este mudra: «Echo mis raíces en la tierra. Así crezco frente al mundo, me inclino al viento y me enderezo hacia el cielo. Mis acciones son buenas. Soy bello y seré observado. En mi sombra se puede descansar y mis frutos se pueden saborear. Soy el fuego y el aire del agua y la tierra».

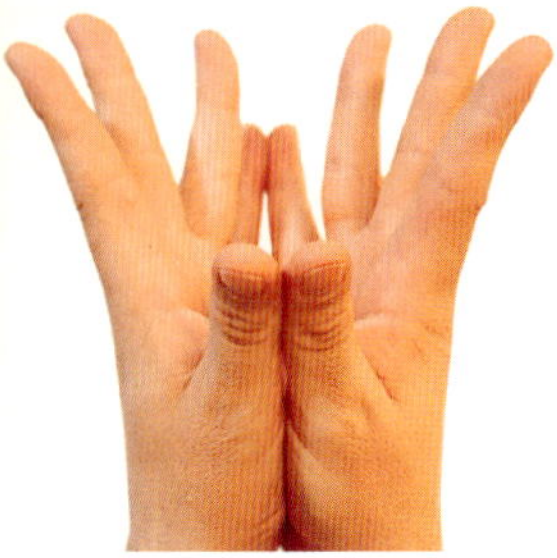

Este mudra le enseñará a aceptarse tal como es.

El mudra de las flores

una corona que le ennoblece

Así se hace este mudra: Junte ambas manos por el pulpejo como formando una copa. Los dedos pulgares y los meñiques han de tocarse, mientras los demás permanecen abiertos. Mantenga este mudra un palmo por encima de la cabeza durante al menos el tiempo que tarda en aspirar y espirar doce veces.

Así le refuerza el mudra de las flores

¿Me quiero a mí mismo? Hágase esta pregunta cuando realice este mudra, porque con ella su corazón empezará a latir para usted. Y entonces podrá decir: «Sí, me quiero» ¡Pero no tenga miedo! No se trata de un egoísmo puro que se adueña de su persona. Es una sensación de alegría por cómo se acepta. Así, pues, dígase: «Soy, porque Dios lo quiere. Y porque Él lo quiere, está bien.» Conserve esta sensación. Como si llenara la copa de su vida de amor puro. Sienta la fuerza que corre por sus manos, le llega a la coronilla y se adueña de su cuerpo como si se hallara de pie bajo una tormenta. Extienda su alma hacia ella. Déjese llevar y disfrute de la belleza del mundo. El mudra de las flores es un cuerno de la abundancia caído del cielo, que le reconcilia con el mundo y con usted mismo, que le hace sentirse sano.

Hará un mudra curativo que le relajará y le sacará el malestar físico. Se le alisará el rostro, desaparecerán las impurezas de la piel y sus ojos brillarán transmitiendo vida y alegría. El mudra de las flores sirve también para regenerarse y ayudarle a levantarse tras una larga enfermedad. Un mudra que cargará sus baterías con nueva energía vital. Gracias a él se encontrará en forma.

Así se alivian los dolores: coloque la mano derecha en el lugar sensible y a través de la palma de la mano transmítase fuerza curativa. Al mismo tiempo, expulse el dolor con la mano izquierda.

Meditación que acompaña a este mudra

Dígase a sí mismo: «El sol ha salido por mí. Brilla en mi corazón. Yo estoy en flor. Soy bello. Estoy en flor sólo por ti. El sol contempla mi belleza. Me hace brillar. Mi alma irradia calor».

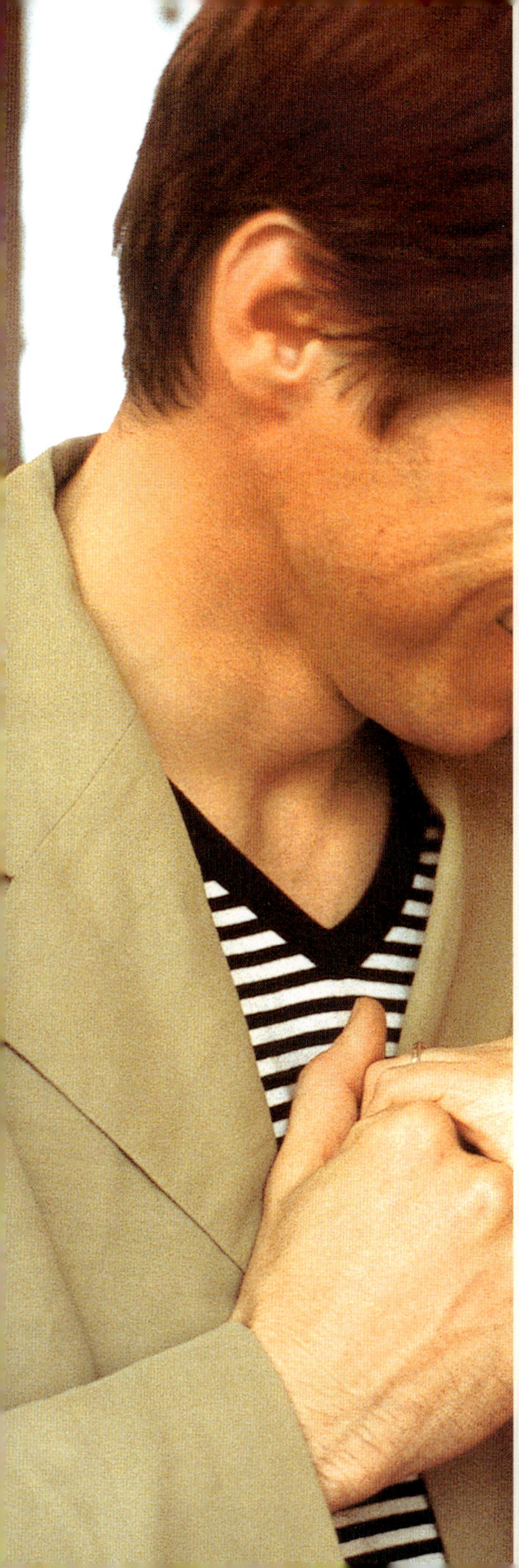

Pareja

Acariciar el alma con las manos

El intercambio de ternura es la expresión más bella del alma que nos podamos imaginar. Cuando dos personas se gustan, tienen la necesidad de tocarse. Es a través de nuestras manos como nuestras almas se relacionan de forma inmediata y directa.

Gracias a los mudras, usted podrá, a través de sus manos, compartir la fuerza de su alma con su pareja.

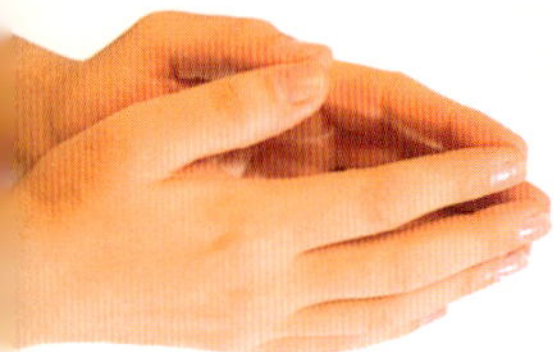

Juego de dedos
para tener tacto

Una buena relación de pareja requiere tacto por ambas partes. Si queremos entendernos, estamos obligados a una compenetración, un entendimiento y un tacto mutuos. El compartir sentimientos y la sensibilidad anímica nos sirve de guía. Pero el tacto no es sólo cosa del corazón, sino que está también relacionado con nuestro tacto físico, con el tacto de nuestros dedos. Con este juego aumentará la sensibilidad de sus dedos.

«Gota de rocío» se llama a las sutiles protuberancias de las yemas de los dedos. Aquí es donde mejor se puede ejercitar nuestro sentido del tacto. De hecho, en las personas sensibles están especialmente desarrolladas.

Masaje con las puntas de los dedos para masajear el alma

Como preparación para este ejercicio, mantenga las manos juntas únicamente por las puntas de los dedos durante el tiempo que tarde en aspirar y espirar seis veces. No mueva las manos para nada y concéntrese en lo que está sintiendo.

- Masajee, con una una suave presión, las yemas de los dedos. Ahora, masajee las puntas de los dedos de cada mano con el pulgar de la mano contraria. Vuelva a unir las yemas y masajéeselas unas con otras con suaves movimientos.
- Una las yemas de los dedos otra vez y pálpeselas con pequeños círculos. Intente notar los papilares –las sutiles protuberancias de la piel de las puntas de los dedos. Al principio no los sentirá por los masajes precedentes.
- Golpéese tres veces las yemas de los dedos de la mano derecha contra las yemas de los de la mano izquierda y después tres veces en sentido opuesto.

Para terminar, junte otra vez las puntas de los dedos como en la postura inicial y manténgalas juntas aspirando y espirando seis veces. Repítalo dos veces. Con él entrenará su tacto y transmitirá delicados impulsos. Presentirá los estados de ánimo que están a punto de presentársele y será capaz de traspasar su estado de ánimo a otra persona al tocarla con sus manos.

El mudra de la complacencia

Armonía de pareja

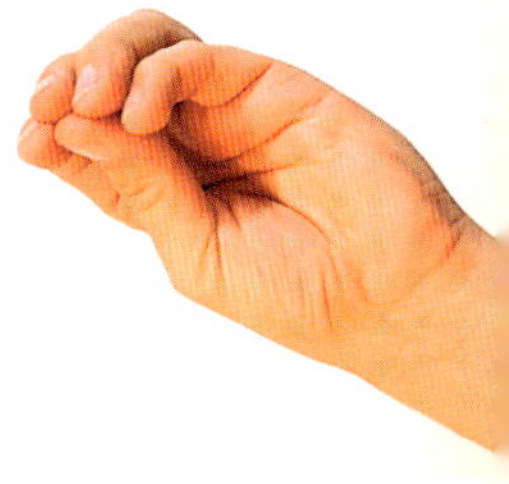

Con este gesto le transmite a su pareja la idea de que con ella se siente a gusto y le muestra su afecto, amor y cariño.

Así se hace este mudra: Agrupe las puntas de los dedos de las dos manos sobre la yema del pulgar levantado. Los brazos (la parte situada entre el codo y el hombro) permanecen junto al cuerpo y los antebrazos forman un ángulo. Mantenga el mudra de esta forma como si llevara dos velas ante sí.

Así le refuerza el mudra de la complacencia

Está claro, esto es lo que transmite esta postura de la mano como gesto emotivo. Refuerza la armonía y el entendimiento entre dos personas. En consecuencia, con este mudra de la complacencia da fe de que en su relación de pareja se siente bien y a gusto y de que es aceptado. Al mismo tiempo es un gesto a través del cual le expresa su afecto a su pareja. Con él le transmite su amor y su cariño. Realice este mudra junto a su pareja acercando las manos a tan sólo la distancia del grosor de un dedo. Concéntrese en sus sensaciones. Notará que sus fuerzas entran y salen de uno a otro. Sus almas se harán una sola. Así ennoblece su relación y acerca a su pareja a su corazón. Esta experiencia en común les mostrará la profundidad de su alma.

El consejo del experto

Dele alas al amor

Con este mudra se crean impulsos que avivan la vida en común. Es pues, aconsejable realizar este mudra con la pareja. A través de él se transmitirán sus energías mutuamente. Una vez formado el mudra, deberán hablar sobre lo que sienten. Para conservar el poder de este mudra, y antes de volver a realizar este ejercicio juntos, la pareja debe intercambiar impresiones sobre por qué cree que pierde su eficacia en el día a día. Tendrán que averiguar si los efectos del mudra se consumen o si es que renuncian a ellos.

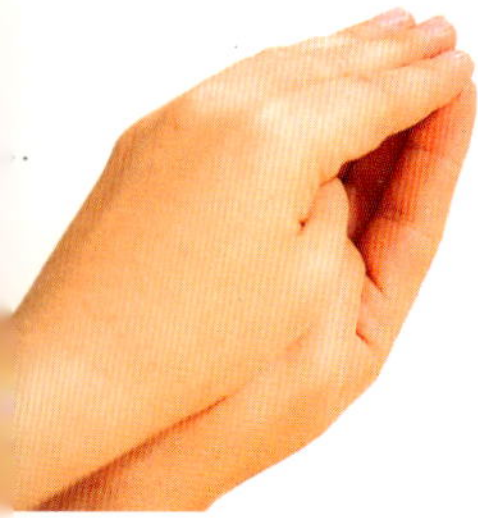

Si se siente destrozado por dentro, realice este mudra. Devolverá el equilibrio a su cuerpo y despertará su ánimo.

El mudra de la unión

Caminar de un polo a otro

Así se hace este mudra: Junte las palmas de las manos a la altura del ombligo, colocando los pulgares entre ambas. Las puntas de estos no deben estar orientadas hacia el cuerpo. Aspire y espire. La siguiente vez que aspire y espire saque hacia fuera los pulgares, en dirección al cuerpo. Alterne la postura de los dedos hacia dentro y hacia fuera por lo menos doce veces, acompañando cada una con una aspiración y espiración.

Así le refuerza el mudra de la unión

¿Quién eres en realidad? Muchas veces le hacemos esta pregunta a nuestra pareja en nuestra mente y nos la respondemos a nosotros mismos. Con este mudra, usted participará del juego de oscilar entre la comunicación y el recogimiento, entre la entrega y el rechazo. Así, este mudra de la unión, fomenta el acercamiento a su pareja y refuerza su autonomía. Y es que sólo si cada miembro de la pareja es capaz de ocuparse de sí mismo se dará el equilibrio, requisito previo para una auténtica armonía.

Este mudra presenta ante sus ojos internos su oculta forma de ser que le hará consciente de sus contradicciones. Se verá a sí mismo a la luz y en la sombra. Al percibir su lado de la sombra –su lado oscuro–, puede reconocer y aceptar el otro lado de su pareja. Reconocerá que por una parte tiende hacia usted y por otra se aleja. Este alejamiento es el opuesto necesario para que haya atracción (los polos opuestos se atraen) y usted observa cómo se complementan los contrarios.

Conviene saber

Dirigir la vista al todo

Con el mudra de la unión, usted alcanza una inteligencia creativa que fomenta un pensamiento global. Esto quiere decir que reconocerá los problemas de su entorno y sus causas.

El mudra del pavo real

Manos entrecruzadas

Así se hace este mudra: Junte las palmas de la mano a la altura de la garganta. Deslice la mano derecha hacia delante la distancia de un dedo. Entrecruce ahora las puntas de los dedos unas con otras, de tal modo que todas formen una línea. El pulgar izquierdo cruza el derecho. Mantenga este mudra el tiempo que tarda en aspirar y espirar sesenta veces.

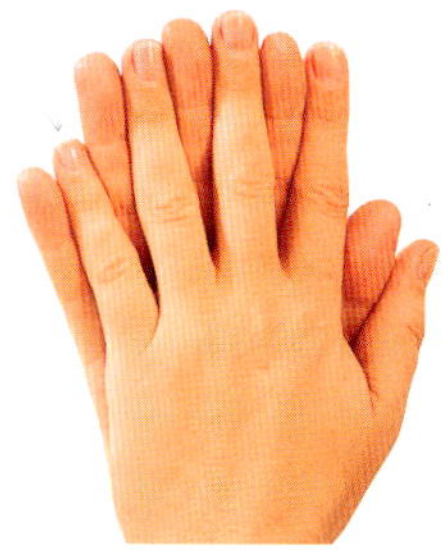

El pulso de la mano suena justo en el centro de ella. Este punto es muy sensible. Estimule suavemente el centro de la mano derecha con el dedo corazón izquierdo y aumentará su delicadeza.

Así le refuerza el mudra del pavo real

Observe la imagen de sus manos. ¿Ve cómo los dedos se amoldan los unos a los otros? ¿Observa la elegancia con la que forman una línea, como si fueran un abanico? Es una imagen gloriosa la que dibuja este mudra que llena el espacio. Igual de imponente y majestuoso es el reflejo que despide y con el que le envuelve a usted. Tanto es así, que usted mismo despide este reflejo como si llevara puesta una corona. No sienta vergüenza de admirarse de ello.

Usted toma para sí todo el espacio que necesita de la forma más natural. Si se diera el caso de que se le negara este espacio, sabría muy bien cómo disputárselo. Al mismo tiempo, usted está dispuesto a compartir dicho espacio en tanto en cuanto no se sienta limitado por ello. La convivencia con usted exige respeto. Gracias a este mudra podrá desarrollar una apreciable delicadeza, un gran tacto para dejar clara su permisividad, pero evitar a la vez verse acosado.

La sensibilidad que estimula el mudra del pavo real hace experimentar el placer de vivir.

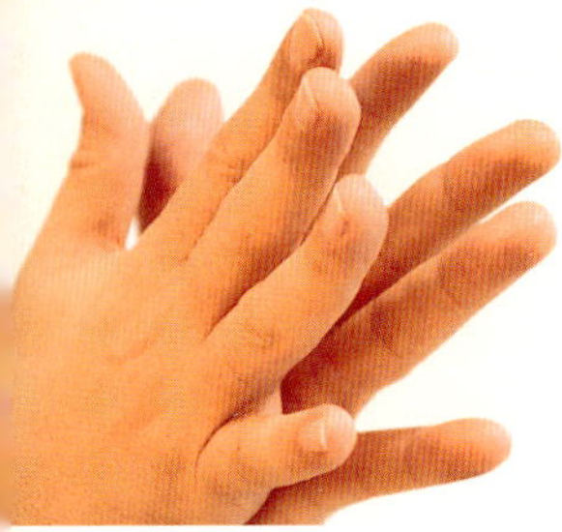

Con este mudra se percibirá lo unidas que están las debilidades y las fuerzas en una relación de pareja.

El mudra del balanceo

Le libera de las cadenas ajenas

Así se hace este mudra: Manténgale a la altura del estómago. Las puntas de los dedos señalan hacia delante. Separe los dedos estirados de ambas manos tirando hacia atrás. Mantenga las manos juntas por el pulpejo. Aspire y espire regulamente. Al aspirar junte los dedos separados y conserve separadas las palmas. Al espirar haga lo contrario: dedos separados y palmas unidas. Repita este mudra con su respiración sesenta veces.

Así le refuerza este mudra del balanceo

Las relaciones de pareja fuertes requieren que los dos miembros de la pareja también sean fuertes. El impulso de este mudra del balanceo está dirigido a conseguir que los miembros de la pareja sean así, fuertes. No sólo le reforzará la espalda, sino también el corazón. Y es que como miembro fuerte de una relación tiene derecho a mostrar sus debilidades, pues éstas contribuyen a formar sus puntos fuertes y a evitar heridas. Este mudra se dirige a sus debilidades de modo que le permite aceptar este lado de sí mismo. Activa fuerzas dentro de usted con las que podrá aprender a tratar su desnudez con franqueza. No sólo mostrará una confianza total en su pareja, sino que fomentará su confianza en usted y surgirá una sólidia intimidad entre ambos. Esta fuerza que se va abriendo paso le da el valor de empezar a romper normas sencillas y presiones poco importantes. Lo que cuenta es lo que dice su corazón. Así se deshará de los prejuicios y seguirá los designios de su corazón.

Si tras una disputa desea reconciliarse, coloque el dedo índice derecho frente al de su pareja. De este modo dos almas fuertes consiguen reconciliarse.

Meditación que acompaña a este mudra

Dígase a sí mismo: «¡Miradme! Soy agua clara, una luz brillante, un viento fuerte. Alivio, alumbro y purifico. Soy tal como me muestro. Mi corazón está abierto. ¡Mirad dentro! ¡Descubridme! Así, tan desnudo, soy invulnerable. Quien me hiera, se herirá a sí mismo».

Yoni-Ficka-mudra

Romper una lanza por el placer

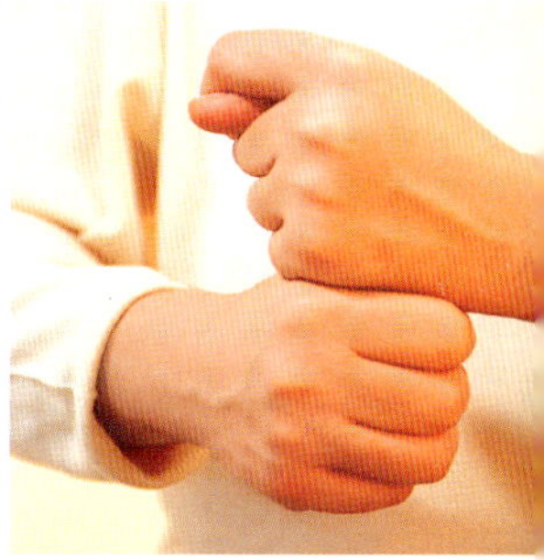

Si realiza el Fickamudra de tal manera que el pulgar se halle entre los dedos corazón y anular, saliendo así del puño, estará haciendo el mudra del bienestar y reforzará su ánimo.

Así se hace este mudra: Realice un Yonimudra con la mano derecha, cerrando la mano en un puño y encerrando en él la parte superior del pulgar. Con la mano izquierda haga un Fickamudra: ponga la mano izquierda sobre la derecha de modo que los huesos de la principal articulación de los dedos (la metacarpofalángica) de ambas manos formen una línea. Manténgalo tres minutos a la altura del estómago.

Así le refuerza el Yoni-Ficka-mudra

En este mudra se unen dos antiguos símbolos de fertilidad, similares en todas las culturas. Son también signos referidos a la sexualidad. El impulso del Yoni-Ficka-mudra está pues orientado a sus dotes amatorias. Estimula su sensualidad y experimenta placer en el placer. Y, puesto que el amor expresado a través del sexo encuentra su estímulo en nuestro estado de ánimo, este mudra también hace que su pareja sea complaciente con usted y aumente su atractivo. Usted se entrega con todo su encanto y su poder de seducción, irradiando todos sus atractivos.

Si mantiene este mudra a la altura del vientre y va subiendo por su cuerpo hasta llegar a la frente, reforzará la consciencia de su propio cuerpo. Sus sensaciones alcanzarán una gran profundidad y ampliará su experiencia sensual, por lo que será activo.

El consejo del experto

Sentir el propio placer

Si modifica el Yoni-Ficka-mudra, colocando el Yonimudra sobre el Fickamudra, estimulará su fuerza «mágica». Tomará consciencia de su centro interno. Un flujo de energía parecerá elevarse y descender desde su cabeza a su sexo, dando lugar a un estado de recogimiento meditativo. Experimentará la capacidad de compartir sus deseos y ganará poder de sugestión.

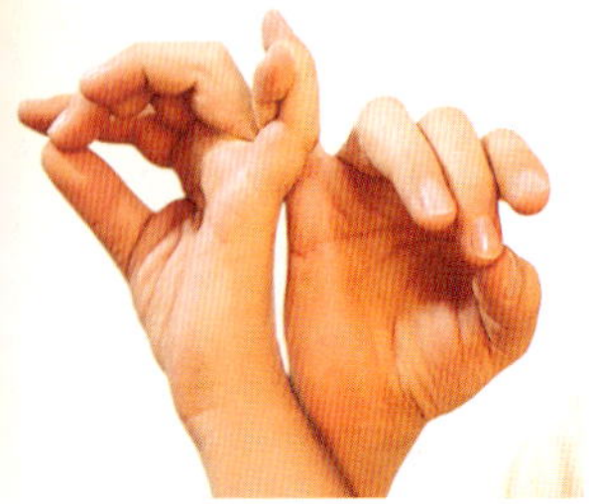

El mudra del grifo le permite reconocer en su pareja las cosas que usted sabe valorar especialmente en ella.

El mudra del pájaro Grifo

Volar en el paraíso celestial

Así se hace este mudra: Cruce la mano derecha por detrás de la izquierda a la altura del pecho. Enganche los dedos meñiques con cierta tensión. Coloque las puntas del pulgar de ambas manos sobre las yemas de los dedos corazón. Mantenga este mudra el tiempo en que aspira y espira treinta y seis veces.

Así le refuerza el mudra del pájaro grifo

Este mudra no es un mudra orientado a lo palpable. Se va a elevar a las luminosas alturas de su alma, allí desde donde le sonríe el sol de su corazón y donde el viento del amor le transporta sobre las nubes. La propia imagen del mudra transmite altanería; la altanería y la libertad con la que cuenta el grifo, el águila, del que toma su nombre. Y así, volando en las luminosas alturas, el mudra del pájaro grifo le invita a soñar. Déjese llevar por la corriente que se despierta dentro de usted. Es la hora de soñar todos los sueños que tienen derecho a ser verdaderos. Dirija la mirada a su pareja. Obsérvela tal como la sueña, tal como la desea sentir. Acérquesela, extienda sus antenas anímicas hacia ella para abrazarla. Así le permite que su pareja entre en su corazón y la reconoce durante un momento de otra manera. De este modo, usted está llevando a cabo una unión en un plano superior; una unión que desea conquistar libremente en la tierra.

El consejo del experto

Experimentar una nueva capacidad para creer

El mudra del grifo también se llama *Niwamudra* y es un mudra de efectos altamente espirituales. Lo suelen practicar sobre todo los budistas japoneses y les sirve para dotar de profundidad a su meditación. Si realiza el mudra basándose en este aspecto, reforzará su capacidad de creer y transmitirá a sus oraciones empeño y fervor. Con este mudra alcanzará purificación interna.

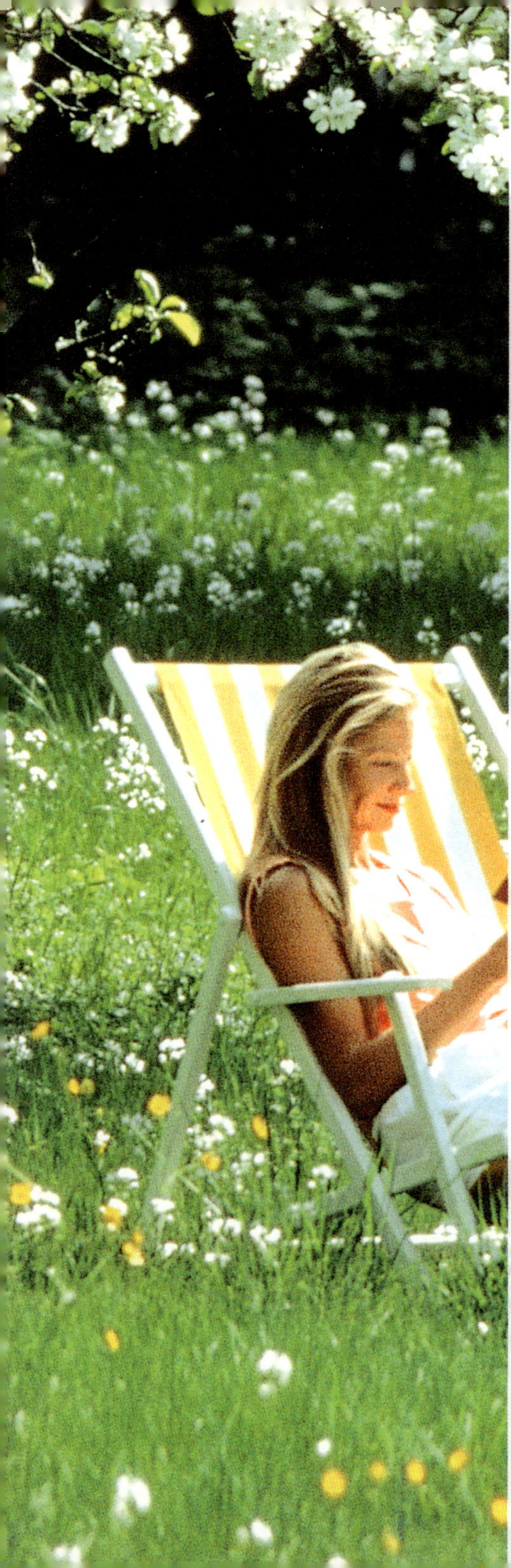

Manos sueltas

Para relajarse

Recogimiento, tranquilidad, quietud. Deshacerse del estrés de todos los días, respirar profundamente durante un momento y volver a crear fuerzas para nuevas acciones. Cuánto deseamos estos momentos y, sin embargo, se nos escapan una y otra vez.

Con los mudras, usted será capaz de romper esta especie de círculo vicioso. Sus suaves impulsos le otorgarán una profunda relajación y paz interior.

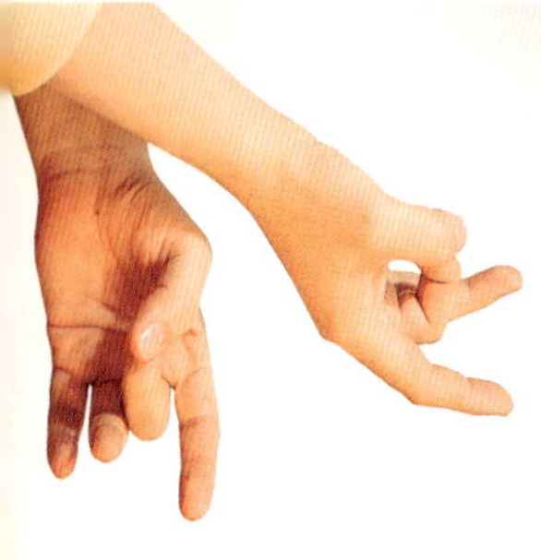

Permita que se exprese el lado emocional de su cerebro. Haga dibujos y garabatos con la mano izquierda. Esto le relajará de una forma silenciosa y prolongada.

Juego de dedos

para que el alma se pueda balancear

Si colocamos las manos en el regazo, nuestra inquieta mente se tranquilizará. Si mira sus manos en este momento, se dará cuenta de que la mayor parte de las veces la izquierda descansa sobre la derecha. Es nuestra mano bella, la mano de los sentimientos, la que toma el mando. Con los movimientos de dedos que le presentamos a continuación puede reforzar este efecto tranquilizador.

Ejercicio

para una gimnasia relajante de los dedos

- Colóquese de pie y deje que se balanceen sus brazos. Póngase recto y esté relajado. Agite los brazos y las manos unas cuantas veces para soltarlos. Gire las manos por la articulación de la muñeca hacia un lado y hacia otro un rato y permítales que revoloteen unos instantes de forma alternativa.
- Frótese las manos igual que lo hace al lavárselas, dóblelas de vez en cuando y masajéese el dorso una o dos veces desde la muñeca hasta la punta de los dedos. A continuación aplauda cinco veces.
- Coloque la uña del pulgar contra la yema del dedo índice y hágala castañetear. Realice este movimiento con todos los dedos uno detrás de otro una vez hacia delante y otra en sentido contrario. A continuación, castañee la uña del dedo índice con la yema del pulgar y repita la operación con todos los demás dedos uno detrás de otro hacia delante y en sentido inverso. Haga este paso del ejercicio tres veces con cada mano.

Con este ejercicio estimula la movilidad de sus manos y al mismo tiempo deshace bloqueos de energía, con lo que la fase de relajación que sigue a este proceso se hace más intensa al no existir ya contracciones de ningún tipo.

El mudra de la cúpula

Un gesto de recogimiento

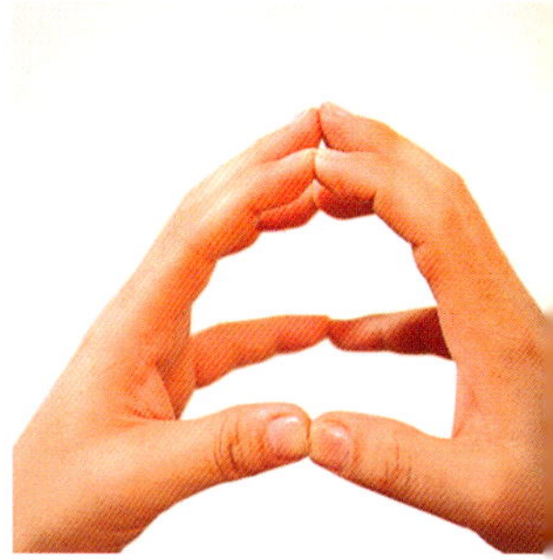

Siempre que se sienta cansado, haga este mudra. Con él recuperará rápidamente las fuerzas.

Así se hace este mudra: Pegue las puntas de los dedos de ambas manos unas contra otras, alejando todo lo que pueda las palmas. Realice este mudra a la altura del pecho con los pulgares orientados hacia el cuerpo y los demás dedos hacia arriba.

Así le refuerza el mudra de la cúpula

Con el mudra de la cúpula, usted levanta una pequeña catedral de reflexión y recogimiento. Sus dedos se arquean protectoramente alrededor de un escudo de fuerza vivificadora que fluye hacia usted a través de esa puerta construida con el dedo meñique y el anular. Se concentra imperceptiblemente en el centro, entre las palmas de sus manos. Y cada vez que usted aspira fluye hacia su interior con una fuerte frescura a través de la puerta formada por el pulgar y el índice. Se creará un lugar de recogimiento. Aparecerá la tranquilidad. Se hará consciente de sí mismo, vislumbrará su fuerza y su superioridad. Podrá dedicarse a indagar sus deseos con sosiego. Se contemplará a sí mismo desde lo alto, lo que le permitirá equilibrar sus emociones exageradas y le hará retroceder un tanto, concentrando su fuerza en las cosas realizables y volviendo a tener los pies en el suelo.

Conviene saber

Una posible variación

El mudra de la cúpula es con frecuencia un gesto comunicativo de observación, para lo que las puntas de los dedos se mantienen hacia delante. Con este gesto mostrará una relajación no exenta de atención, dedicación y una discreta competencia. Por consiguiente, este gesto posee un ligero rasgo patriarcal que, ocasionalmente, sin embargo, también se interpreta como indiferente superioridad. Por esta razón, este mudra sólo se ha de utilizar a manera de gesto con mucho cuidado.

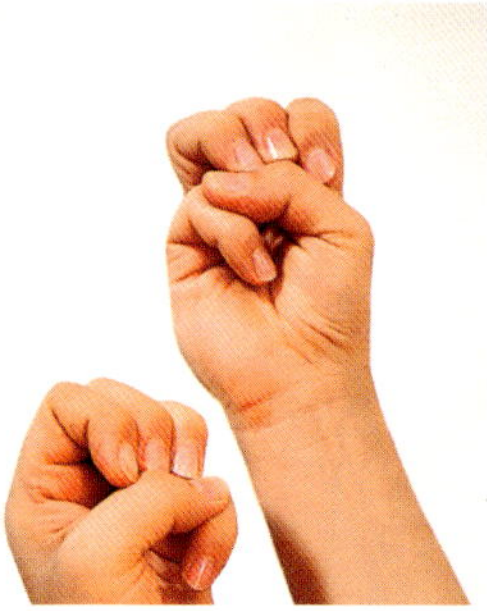

Si en este mudra usted acelera la respiración y los movimientos de las manos, llegará a un estado de relajación que le permitirá alejarse de la vida cotidiana.

El mudra del equilibrio

Ayuda a superar las dificultades

Así se hace este mudra: Coloque el pulgar sobre el hueso central del dedo meñique doblado. Ponga las puntas de los demás dedos sobre el pulgar situado en posición transversal. Realice este mudra con las dos manos y manténgalo delante de su cuerpo moviendo las manos de arriba abajo como mínimo el tiempo que tarda en aspirar y espirar seis veces.

Así le refuerza el mudra del equilibrio

En las situaciones difíciles, el mudra del equilibrio aporta con frecuencia la clave de la solución del problema. Y es que el impulso de este mudra es lo suficientemente potente como para deshacer nudos y romper bloqueos. Le permitirá arrojar el lastre y reclinarse. La paz entra en su espíritu, las preocupaciones desaparecen y sus pensamientos se hacen maleables. Puede dar la vuelta a sus problemas y contemplarlos desde diferentes perspectivas, y así descubrir para ellos nuevas soluciones.

Basándose en este modo distinto de ver las cosas, le será fácil admitir sus desaciertos y aceptar sus debilidades. Gracias a esta postura será capaz de bajarle la temperatura a los conflictos que surjan, creando la oportunidad de hacer las rectificaciones necesarias que satisfagan a ambas partes enfrentadas.

Pero este mudra no sólo es capaz de devolver el equilibrio en momentos de grave dificultad sino que además es capaz de encauzar las situaciones enrevesadas. También surte sus efectos en los bloqueos físicos y psíquicos que nos acompañan en nuestra vida. Si usted no desea deshacerse de determinadas fijaciones de la cabeza, este mudra le ayudará a alcanzar un punto de alivio. En estos casos actúa como un elixir homeopático que aumenta los síntomas y así favorece la pronta recuperación. Así, logrará que salgan a la superficie preocupaciones no confesadas.

De igual modo, este mudra presenta propiedades curativas en los casos de problemas físicos latentes. Al provocar la crisis, se manifiestan los síntomas del problema posibilitando una terapia.

El mudra de la ofrenda

Una solución a todos los problemas

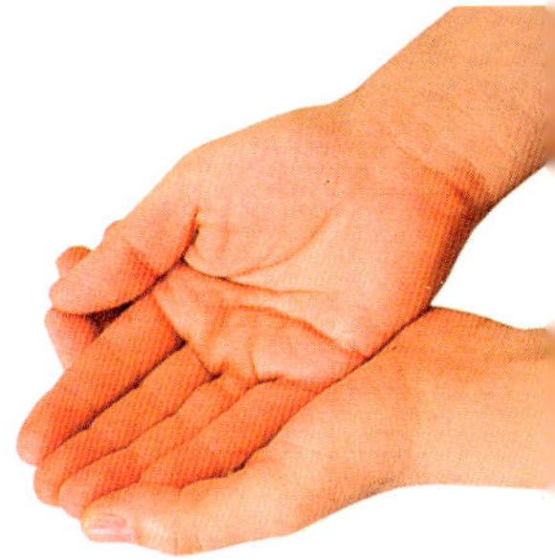

Con el mudra de la ofrenda, usted simboliza el proceso del dar y el recibir.

Así se hace este mudra: Coloque las manos abiertas hacia arriba a la altura del estómago y manténgalas así el tiempo de aspirar y espirar seis veces. Después ponga la derecha sobre la izquierda, de modo que el pulgar izqüierdo toque las puntas de los dedos meñique y anular de la mano derecha. El pulgar derecho descansa sobre la punta del índice de la mano izquierda. Mantenga este mudra el tiempo de aspirar y espirar doce veces.

Así le refuerza el mudra de la ofrenda

En este mudra, usted coloca las manos de forma que por un lado parece que hace una ofrenda y por otro que recibe un donativo. Este mudra proporciona pues un doble impulso. Dar algo y recibir algo a cambio, esto es lo importante.

Usted se deshace del torbellino que es la vida cotidiana, dejando a un lado sus necesidades. Nada tiene importancia, desaparecen las prisas. Se toma un descanso y sale del círculo como si no fuera a entrar nunca más en él. Este es un cambio muy difícil y por eso ha de ser deseado por usted. Si se atreve a abandonar el movimiento circular, se dará cuenta de que usted no es una rueda sustituible del engranaje pero sí intercambiable. El embuste de valorarse a sí mismo excesivamente llega a su fin.

A cambio, usted recibe paz interior. Una paz que no era capaz de imaginar. Mira el espejo, se ve en él y observa lo que le falta. Ve lo que ha descuidado recoger para sí todo el tiempo. Así pues sale del tiempo y se da cuenta de que dispone de todo el tiempo del mundo. Tómelo para usted. Es su tiempo.

¡Paciencia y barajar! Aténgase a este dicho. Con este mudra alcanzará un estado de recogimiento de forma ideal, podrá desahogarse y al mismo tiempo cargar energía para lo que viene después.

Meditación que acompaña a este mudra

Dígase mientras mantiene ese mudra: «Abro mis manos. El mundo entero descansa en ellas. Yo descanso en el mundo. Soy suyo. Me agarro a él y mis manos se quedan vacías».

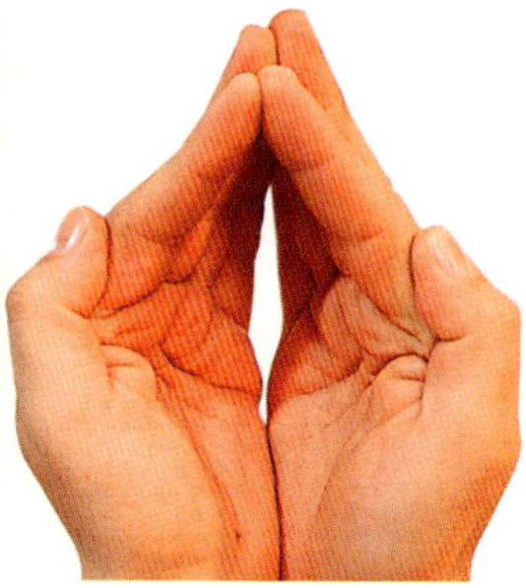

Como mudra curativo, esta postura de las manos refuerza su sistema inmunitario. Y si está a punto de presentarse una indisposición, se puede evitar a tiempo.

Anote cómo experimenta usted la fuerza de los distintos mudras. De esta manera aprenderá a manejar la energía y además podrá seguir la evolución de su sensibilidad.

El mudra del silencio

El estrés se queda en la puerta

Así se hace este mudra: Coloque los cantos de la mano y los dedos meñiques unos contra otros. Los otros dedos se tocan por las puntas. Los pulgares descansan en el hueso de la articulación metacarpofalángica del índice. Las palmas han de quedar tan abiertas como sea posible. Mantenga este mudra a la altura de los ojos el tiempo de aspirar y espirar seis veces.

Así le refuerza el mudra del silencio

Observe sus manos alzadas mientras forman este mudra del silencio. Se parecen a un corazón colocado con la punta hacia arriba. Construye una capilla, un lugar de recogimiento. Está iluminado por una luz lejana que penetra por el centro del mudra, por el hueco que dejan los dedos meñiques. De una forma tan gráfica debe usted entender también el impulso de este mudra.

Gracias a él, usted se crea un refugio. Aquí puede abrir su corazón. Dele pues la vuelta y diríjalo hacia el cielo para que lo envuelva la fresca fuerza vital. Paralelamente sentirá una corriente de energía que baja desde la cabeza y recorre todo su cuerpo. La fatiga desaparece y usted halla la tranquilidad. Por un lado está muy despierto y con la mente clara, pero por otro, el cuerpo permanece relajado y pasivo. Con este estado, coloque el espejo ante usted y ante el mundo. Atrévase a mirar en él, pero sin hacer ninguna valoración. No es el momento de juzgarse a sí mismo o a los demás; es el momento de mirar y aprender.

Dotará a su alma de un lugar donde desplegarse. Aparecerá grande, íntegra y sana. Usted encontrará su centro, no en su ego, sino en su ser. Superará su desconcierto interior, acabará la disputa consigo mismo y volverá a recuperar la confianza. La lejana luz, que alumbra su alma se convertirá en su guía. Cuando acabe el mudra sabrá a dónde le lleva el viaje de su vida.

Cuando esté cansado, regrese a este refugio. Por él puede vagar su alma con tranquilidad. A su regreso al mundo seguirá teniendo una guía que le ayudará a moverse por él.

El mudra de los ojos

Encontrar el camino hacia uno mismo

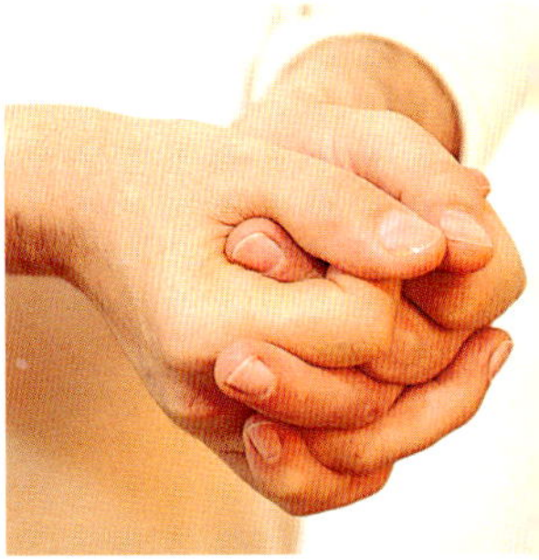

Así se hace este mudra: Junte las manos y eleve los dedos corazón e índice. Presione el corazón derecho contra el músculo flexor del pulgar izquierdo y el corazón izquierdo contra el flexor del pulgar derecho. Rodee el corazón con el índice. Cierre las manos y ponga los pulgares paralelos uno con otro. Mantenga el mudra más de cinco minutos a la altura del ombligo.

Este mudra tiene también un efecto telepático. Tan pronto como haya realizado este mudra, piense en sus amigos y el contacto con ellos se reanudará nuevamente.

Así le refuerza el mudra de los ojos

Con este mudra contempla ambientes que le están cerrados durante la vida cotidiana. Es el momento de soñar. Búsquese un lugar donde nadie le moleste, de modo que no tenga necesidad de salir abruptamente de sus sueños. Realice el mudra y deje el mundo al otro lado de la puerta. Usted se encuentra consigo mismo, tómese en brazos y hágase mimos. Su corazón es cálido y amplio. El tiempo pasa lentamente. Nada le presiona.

Volverse hacia sí mismo es la base de este mudra. Al mismo tiempo le protege frente al mundo exterior. Entréguese a sus pensamientos más bellos y dé rienda suelta a sus fantasías y quimeras. Pero no se aferre demasiado a ellos; mande de viaje a sus sueños. Encomiéndeselos al viento y hará que rápidamente descarguen las nubes, cayendo en suelo fructífero. Mandará impulsos al mundo que en la vida cotidiana serán buenos para usted mismo. Le influirán silenciosa pero efectivamente. Tomará contacto con su yo más elevado y adivinará a donde le dirige. Verá si está en el camino correcto o si va dando bandazos de un lado a otro. Volverá a confiar en su corazón.

Su relajación será más profunda y más duradera, si antes y después de hacer un mudra relajante mantiene las palmas de las manos abiertas durante un rato delante de sí a la altura de las caderas.

Meditación que acompaña a este mudra

Dígase mientras mantiene este mudra: «Soy el cálido mar azul. Soy la niebla que el sol hace ascender al cielo. Soy la nube que trae la lluvia. Soy la gota que cae al agua. Soy el cálido mar azul».

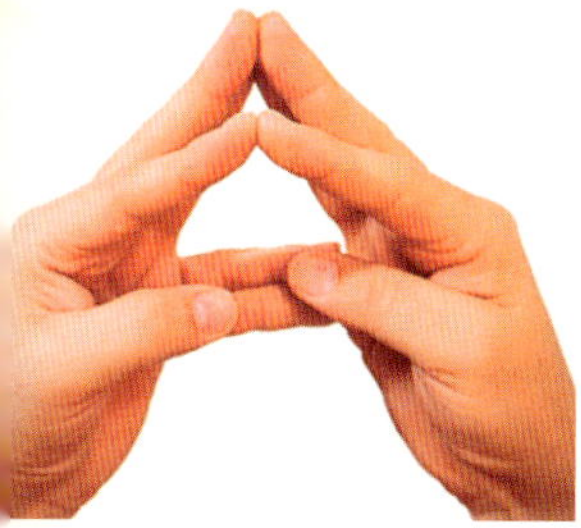

Si tiene dificultades para mantener este mudra, coloque las manos sobre la superficie de una mesa y presione los dedos contra ella varias veces. Se harán más flexibles.

El mudra del fuego

Para dar la vuelta a las cosas

Así se hace este mudra: Junte las manos por las yemas de los dedos. Suelte los dedos meñique y pulgar y páselos por debajo de los otros dedos para entrecruzarlos. El pulgar izquierdo tiene que tocar el meñique derecho y el pulgar derecho debe tocar el meñique de la mano izquierda. Mantenga este mudra a la altura del ombligo mientras aspira y espira seis veces.

Así le refuerza el mudra del fuego

¿Se pregunta a veces si lo importante es tan importante como usted piensa o si es que le convencen de tal cosa? Con este mudra encontrará su respuesta y establecerá nuevas prioridades.

Ya en su simbolismo, este mudra del fuego deja adivinar su poder. Los dedos entrecruzados hacen la forma de un ocho tumbado, símbolo de la inmortalidad. Por encima, los demás dedos forman una tienda de campaña, símbolo también de las llamas de su espíritu. Y usted mira desde lo alto los problemas cotidianos que ahora le parecen pequeños.

Sus problemas le resultarán menos opresivos. Encontrará paz y equilibrio interior y en vez de dirigir su fuerza al exterior, la usará para crear nueva fuerza y conservarla dentro de sí.

El consejo del experto

Experimentar el propio yo

Si mantiene el mudra del fuego por encima de la coronilla, se convertirá en un mudra meditativo. Usted será consciente muy profundamente de su carácter material y mortal y lo experimentará con todos sus sentidos. Sin embargo, presentirá su fuerza anímica como una corriente vital que envuelve y entrelaza a su cuerpo. Así, se reconocerá a sí mismo durante esta meditación como un ser animado efímero y al tiempo también algo imperecedero, o sea, mortal e inmortal.

Stupamudra

Hacerle un traje nuevo al emperador

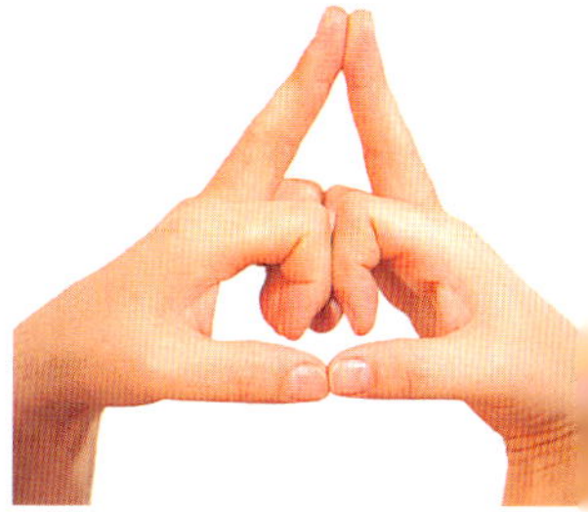

Así se hace este mudra: Los dedos corazón han de tocarse por las yemas y los demás por los nudillos. Ponga los pulgares juntos por las puntas. Mantenga este mudra a la altura del pecho durante el tiempo en que aspira y espira doce veces.

Después de hacer este mudra ya no necesitará ningún «plan de batalla» más, porque verá las cosas claras y sin ningún embuste.

Así le refuerza el stupamudra

En el cuento de «El traje nuevo del Emperador» hay dos posturas claras: por un lado la representada por los dos pícaros que le tejen los vaporosos vestidos, y por otro lado la representada por el niño que se da cuenta de que el emperador está desnudo. Con el Stupamudra, usted adoptará ambos papeles en uno, es decir, el de los embusteros y el del que ve las cosas como son. Sólo el papel del emperador queda libre, pues en realidad está tomado por usted mismo desde hace tiempo.

No pretenda encontrar ninguna contradicción tras este símil, porque la contradicción es usted mismo. Y el hecho de ser proyectado en su propia contradicción constituye el impulso de este mudra. Ahora tiene la oportunidad de ir hacia su interior y de ver con qué tejido de embustes se engaña a sí mismo. Además, podrá reírse cuando se dé cuenta de que tras algunas preocupaciones y miedos no hay nada. De hecho, de este modo hay algunos problemas que se desvanecen por sí solos en el aire, y ciertamente usted tiene a su alcance que suceda de tal manera.

El Stupamudra le ayudará a dar un paso atrás y a sentirse cómodo en la segunda fila. Y desde esta distancia será capaz de ver lo que se le acerca. Consecuentemente le resultará más fácil reunir las fuerzas necesarias para lo que haya que afrontar.

Usted conserva la calma y halla su equilibrio. Los pensamientos vienen y van, afloran nuevas ideas y se vuelven a disipar. Usted lo contempla todo relajado. Además no se trata de retener nada. Cuando llegue el momento de dar un nuevo paso adelante usted estará lo suficientemente fuerte para hacerlo, teniendo absolutamente claro lo que ha de hacer.

Si desea desconectar por un momento, coloque la mano izquierda sobre una superficie fría y la derecha sobre una caliente, como por ejemplo, sobre un plato y sobre un periódico.

El mudra de la deshabituación

Fuerza para los buenos propósitos

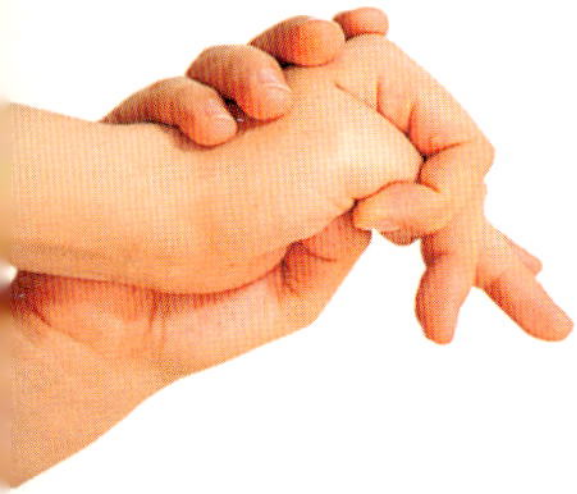

Este mudra ayuda a tomar decisiones espontáneas. Gracias a él será plenamente consciente de sus propios deseos.

Así se hace este mudra: Coloque la punta del pulgar de la mano izquierda sobre la raíz del dedo anular y doble el índice hasta que toque la base del pulgar. El corazón y el meñique permanecerán estirados en posición vertical. Rodee el dorso de la mano izquierda con la derecha, de tal manera que la punta del pulgar descanse en el centro de la mano izquierda. Practique a ejercer una suave presión con los pulgares en la palma izquierda, alternando primero uno y luego otro.

Así le refuerza el mudra de la deshabituación

¿Quiere romper el trajín de siempre, de un día tras otro? Realice este mudra. Su impulso rompe cualquier rutina. Hallará la fuerza para dejar las cosas de lado y pasar a ocuparse de otras muy distintas. Le ayudará también a deshacerse emocionalmente de sus obligaciones. Se encontrará en condiciones de pesar los pros y los contras con frialdad y objetividad. Los tiempos de las dudas tienen su fin. Una vez tomada una decisión, tendrá la fuerza para acabar con la anterior o llevarla adelante con nuevo ímpetu. No se trata de evadir sus obligaciones, sino de realizarlas aceptándolas. Este mudra le proporciona además la energía necesaria para mantener firmes sus propósitos.

Conviene saber

Se acabaron las malas costumbres

El mudra de la deshabituación hace honor a su nombre al ayudarle a liberarse de una costumbre desagradable. Mantenga este mudra a la altura del ombligo y respire profundamente, expulsando el aire varias veces. Notará cómo fluye dentro de usted una enérgica fuerza vital. Se estimula el hígado y los riñones ayudando a purificar el cuerpo. Además se reducen los desagradables síntomas propios de las curas de desintoxicación.

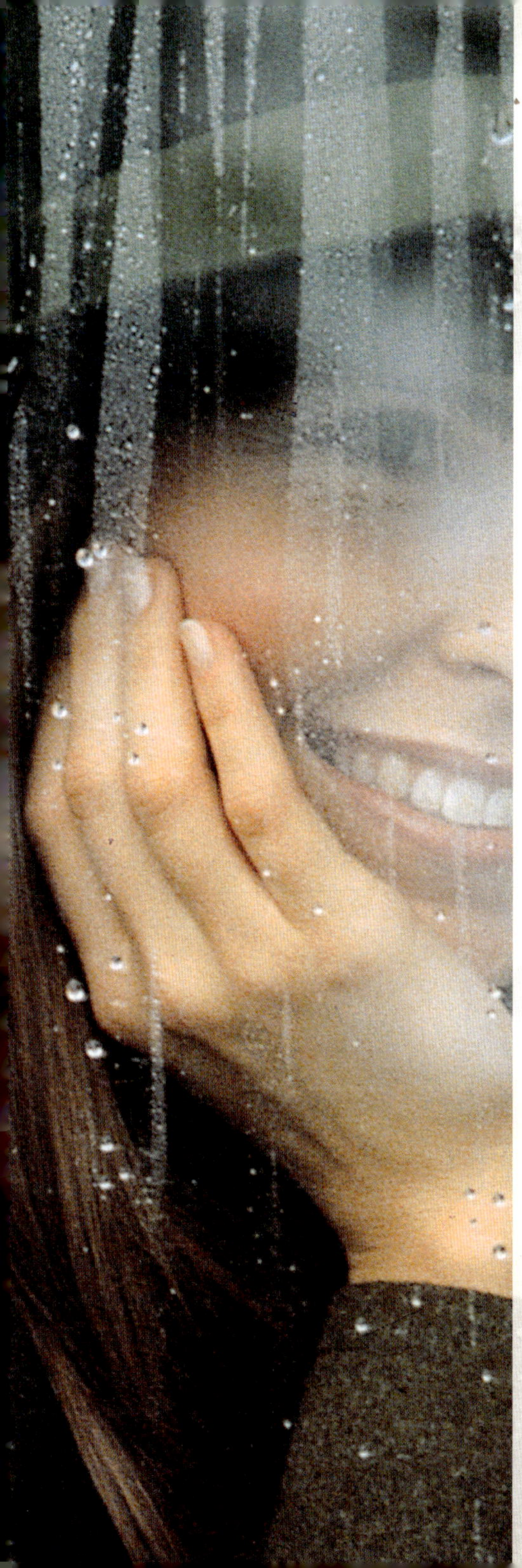

Crear valor

Para vivir a través de la fuerza de las manos

Aunque seamos personas alegres, hay días en los que nos domina la tristeza y la melancolía. Es importante saber dar cabida también a unos sentimientos como estos.

Con un mudra, usted podrá reforzar su confianza y superar las pequeñas heridas que deja la vida cotidiana. Agarre la suerte en sus propias manos y recupere su sonrisa interna.

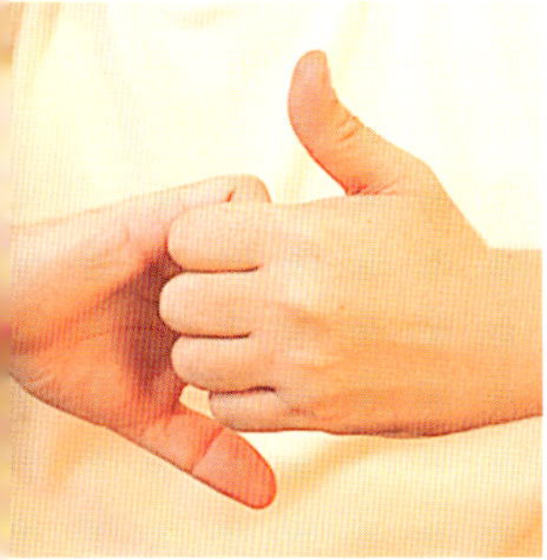

Realizados con regularidad, los juegos de dedos le dan un nuevo impulso a sus movimientos y proporcionan un estado de ánimo positivo.

Juego de dedos
que alegra nuestro corazón

La tristeza la sufrimos como una piedra en el corazón; nos sentimos presionados y nuestros movimientos se hacen lentos. Si tiene su razón de ser, estas sensaciones son comprensibles. Pero también en caso contrario, los movimientos quedan limitados y la falta de agilidad fatiga nuestro ánimo de modo parecido; nos sentimos afligidos y faltos de estímulo. Con este ejercicio, lo recuperará y su ánimo se despejará.

Dedos elásticos para un estado anímico alegre

Este ejercicio consta de cuatro pasos, que usted deberá repetir tres veces uno detrás de otro.

- Enganche sus manos por los dedos a la altura del pecho. La palma de la mano derecha mira hacia fuera y la izquierda hacia el cuerpo. Los pulgares han de colocarse en posición vertical, uno en dirección ascendente y otro en descendente. Aspire y espire seis veces. Al aspirar tire de los dedos tensándolos y al espirar afloje dicha tensión.
- Ponga las manos juntas, tocándose las yemas de los dedos como en forma de tejado. Presione los pulpejos de los dedos unos contra otros rítmicamente doce veces.
- Ponga la yema de cada dedo contra la palma de la mano contraria. Presione ligeramente, de modo que su articulación se arquee hacia atrás. Hágalo con un dedo tras otro.
- Ponga los dedos doblados, uno tras otro, sobre la palma de la mano contraria. Cúbralo con el pulgar de esa mano y presiónelo con un corto movimiento contra la palma.

¿Necesita fuerza para defender las decisiones que ha tomado? Para ello acaricie con el dedo pulgar izquierdo la línea vital derecha, es decir, la línea de la mano que rodea el pulgar

Meditación que acompaña a este ejercicio

Dígase al terminar: «Yo soy tú y tengo unas raíces muy sólidas. Mis manos son fuertes y flexibles. Todo lo que toco se hace firme y bueno. Abro mis manos y lo bueno recae en ti. Me siento bien y fuerte. Mi alma es inmensa. Es maravilloso volver a reír».

El mudra salvador

le hace fuerte

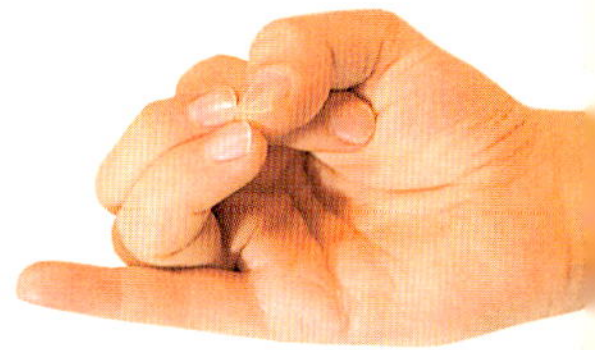

Así se hace este mudra: Doble el dedo índice hasta tocar el pulpejo del pulgar y rodéele con dicho pulgar. Pegue el corazón y el anular contra la punta del pulgar y estire el meñique. Mantenga este mudra con la mano derecha el tiempo que tarda en aspirar y espirar doce veces.

Si de repente se queda sin fuerza mientras realiza un mudra, quítese los anillos para que las energías puedan volver a fluir.

Así le refuerza el mudra salvador

Con este mudra entra usted en un baño de pura energía vital. Inmediatamente percibirá su refrescante fuerza. Fluirá por usted, calentándole, entrando por la cabeza y la nuca. Al mismo tiempo, la energía usada saldrá como una corriente fría por las piernas y los pies hasta el suelo. Su energía física volverá a aparecer y le hará sentir ganas de iniciar nuevas acciones.

Este mudra actúa con una fuerza parecida en el plano psíquico. Le trasladará a un estado meditativo, en el que usted saldrá de sí mismo. Tendrá la sensación de estar unido con el espacio, como si fueran una misma cosa. Desaparecerán las preocupaciones. Sonría y deje que pasen. Levante el meñique y una claridad desconocida se apoderará de usted. Tendrá soluciones en las que nunca antes había pensado.

Además, este mudra se presenta también como una capa protectora que evitará que le afecten los prejuicios externos.

Conviene saber

Eficaz en los casos de estados de debilidad

Este mudra salvador es también un potente mudra curativo, que en los momentos de debilidad y dolores agudos actúa como un estabilizante. También sirve de alivio en los casos de ataques al corazón. Para esto, mantenga el mudra con ambas manos al mismo tiempo. Los espíritus vitales regresan inmediatamente y se experimenta una reconstituyente relajación.

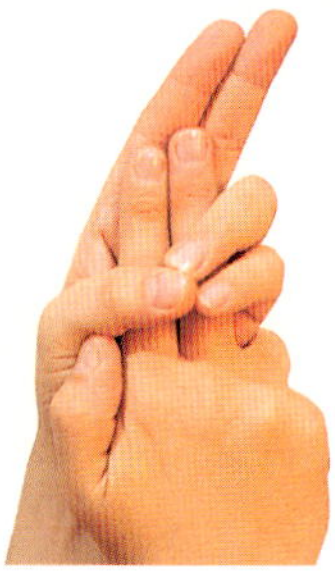

Este mudra le preserva de tener pesadillas. Si no obstante, usted sigue teniendo malos sueños, vuelva a realizarlo y se quedará dormido otra vez con toda tranquilidad.

El anillo mágico

le permite bañarse en sangre de drago

Así se hace este mudra: Estire los dedos índice y corazón de la mano izquierda y junte las puntas del pulgar, del anular y del meñique. Ponga la mano derecha como si fuera a hacer un juramento e introduzca los dedos índice y corazón por la palma de la mano izquierda. Mantenga este mudra por encima de su cabeza al menos el tiempo de aspirar y espirar tres veces.

Así le refuerza el anillo mágico

Con este mudra nadie podrá intimidarle. Y es que su impulso le abre los sentidos a su propia fuerza. Su vista será desviada de sus hipotéticas debilidades. Usted se hará consciente de su fuerza de voluntad y del poder resultante de ella. Usted será fuerte y estará dispuesto a la lucha, pues se habrá armado.

Sí, estará dispuesto a luchar por sus cosas con una extraña frialdad. La fuerza del anillo mágico le ayudará a ello. Consciente de sus fuerzas, no tiene necesidad de demostrarlas. Así y todo se aprecia su audacia y no hay nada que se le ponga por delante. Y si alguien se atreve a desafiarle, usted no siente la necesidad de pagarle con la misma moneda. Le es suficiente con responder a su atrevimiento con una total indiferencia. Así hará que su adversario se sonroje de vergüenza.

El consejo del experto

Levante un muro de protección alrededor suyo

Si se siente amenazado de alguna manera, con este mudra puede crear un círculo de protección a su alrededor. Para ello, tras haberle mantenido el tiempo que tarda en aspirar y espirar tres veces, baje la mano derecha y realice con ella un círculo alrededor suyo. Después vuelva a juntar ambas manos en la postura del mudra y manténgalo de nuevo el tiempo que tarda en aspirar y espirar otras tres veces.

El mudra del hígado

Cómo rechazar todas las contrariedades

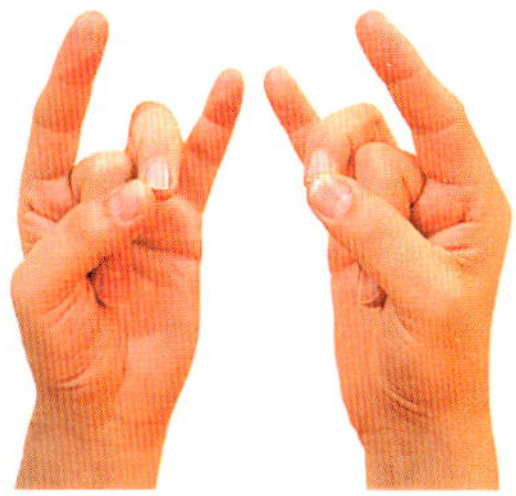

Si tras una larga noche se despierta con dolor de cabeza, haga este mudra del hígado y al cabo de un rato ya estará en perfecta forma.

Así se hace este mudra: Doble los dedos corazón hasta que toquen el pulpejo de los pulgares. Pase por encima de ellos los pulgares y toque con sus puntas las puntas de los anulares. Deje estirados los dedos índice y meñique. Mantenga este mudra con ambas manos y con los brazos en forma de ángulo como mínimo durante cinco minutos.

Así le refuerza el mudra del hígado

Por desgracia no siempre somos capaces de sustraernos a las insolencias de ciertos tipos desagradables y nos enfadamos, lo que por otra parte hacemos a veces de forma totalmente fundada. Con el mudra del hígado usted podrá sin embargo, recuperar su equilibrio emocional. El enfado remitirá, su cuerpo se relajará y sus pensamientos dejarán de dar vueltas a los motivos desgraciados que desencadenaron su mal humor.

Podrá reclinarse relajado y reflexionar sobre lo sucedido. Habrá conseguido distanciarse del asunto y ya no se dejará llevar por su enojo. En caso de que sea necesario, tendrá la cabeza fría, para tomar decisiones apropiadas y para armarse de la manera oportuna frente a heridas similares. No es muy probable que exista otra ocasión para el enfado, porque gracias a este mudra tendrá delante de sí un escudo protector. Con él podrá mostrar un frío distanciamiento que asustará a su adversario.

Como mudra curativo refuerza el hígado, ayuda a hacer la digestión de las comidas pesadas o grasientas y tiene efectos depurativos. Además le transmitirá una sensación física que le permitirá adivinar lo que le va bien o le va mal.

Además este mudra hace las veces de confortador que, en el mismo momento en que usted se siente desesperado, le ayuda a volver a ser usted mismo y encontrar la fuerza dentro de sí. Será consciente de su propia fuerza. En caso de no estar seguro de sus energías, encontrará las palabras adecuadas para pedírselas a aquel que todo lo observa. Sus ruegos surtirán su efecto. Se abrirá a una fuerza que afluye a usted y que le estimulará y animará. Si entra con ella en un estado meditativo, encontrará soluciones que le harán dar poderosos pasos hacia delante en su vida.

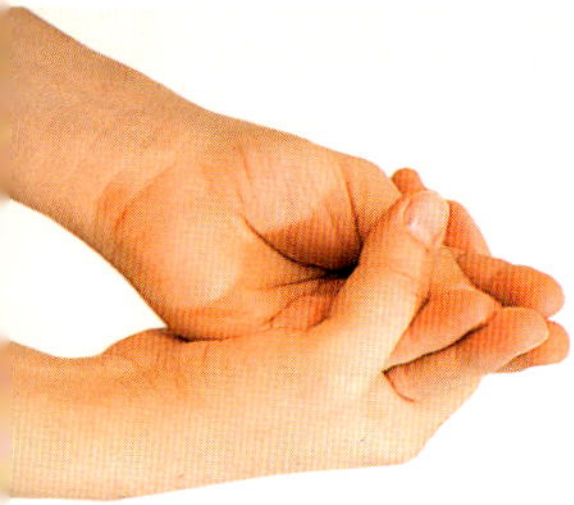

El mudra de las primaveras

para los muy felices

Así se hace este mudra: Junte los cinco dedos de la mano derecha. Rodéelos con la mano izquierda, de tal manera que la cara exterior del dedo índice descanse a la altura del nudillo del dedo corazón. El pulgar izquierdo descansa sobre el nudillo del derecho. Mantenga este mudra a la altura del ombligo el tiempo que tarda en aspirar y espirar doce veces.

Si realiza este mudra de la primavera justo al revés, es decir, haciendo que la mano derecha rodee a la izquierda, conseguirá la fuerza para afrontar de inmediato y con decisión los problemas apremiantes.

Así le refuerza el mudra de las primaveras

Si observa sus manos, distinguirá en este mudra un poderoso impulso que tira desde la tierra. El nombre de este mudra proviene de las primaveras, esas plantas con flores luminosas que aparecen al comienzo de la estación del mismo nombre, rompiendo aún alguna capa de nieve. Una fuerza similar que vence la frialdad invernal es la que transmite este mudra a sus manos.

Con él superará cualquier periodo de paralización para poder recorrer después nuevamente las campiñas soleadas. Encontrará el valor de liberarse de lo que le ha paralizado hasta ahora. A usted afluye la fuerza para efectuar el corte necesario. Con ello abre un espacio en el que se harán posibles sus deseos. Dígase: «Tengo la fuerza para hacer realidad mis deseos». Y cuanto más serios sean sus deseos, con más fuerza se sellará este pacto consigo mismo y tendrá la suerte de su parte.

Si desea tener buenos sueños, cruce el dedo corazón por encima del índice y lleve el anular contra la punta del índice.

Al igual que este mudra refuerza este pacto consigo mismo, también reafirma la conciencia que tiene de su persona, y además lo hace de un modo inusitado. Su espíritu se ensanchará más allá de sus límites. Se percibe a sí mismo en su posible plenitud. Adivina el poder de sus dotes espirituales y de los rasgos característicos de su forma de ser. Además sabe cómo puede aprovecharse de todo este enorme potencial.

Acepte esta visión con gratitud. Entiéndala como condescendencia a sus ruegos. Ya no tendrá que temer nunca más los tiempos de sequía. Los aguantará sin preocupación. Sí, y es que usted será capaz de florecer hasta en el desierto.

El mudra de la aguja

le coloca en primer plano

Así se hace este mudra: Estire en posición ascendente los dedos índice. Coloque los pulgares en posición diagonal y sobre las uñas de los demás dedos. Los brazos deben estar a la altura de los hombros. Estire hacia delante el brazo derecho y tire del izquierdo hacia el hombro. Levante la barbilla y aspire. Al espirar cambie la posición de los brazos y manténgala nuevamente mientras aspira. Haga el cambio de brazos del modo indicado el tiempo que tarda en aspirar y espirar doce veces.

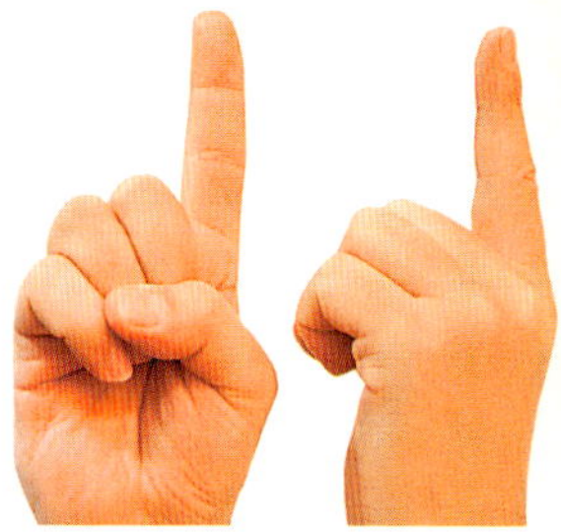

Como mudra curativo también actúa de forma eficaz en la columna vertebral cervical y relaja la musculatura de la espalda.

Así le refuerza el mudra de la aguja

«Mírame. Aquí estoy. No se me puede pasar por alto». Con orgullo y conciencia de sí mismo manifiesta ya a través de los gestos, este impulso central del mudra de la aguja. Aparece y muestra que hay que contar con usted. Y es que con este mudra introduce la fuerza dentro de sí para declarar sus deseos e intenciones con toda su potencia. Para ello, este mudra le proporciona la audacia y la fuerza necesarias para expresarse.

Este mudra no sólo produce un efecto psíquico, sino también una energía física que se transmite por el cuerpo. Los pies apoyados sobre el suelo y estirado, lleno de energía, su mirada es sincera pero dura. Su voz es firme y su discurso conciso.

Al mismo tiempo, este mudra le proporciona claridad mental, gracias a la cual resultan nítidos los motivos que dan origen a sus deseos. Este mudra le permite estar en condiciones de establecer las prioridades correctas para usted.

Conviene saber

Bienestar para el vientre y el estómago

Usado como un mudra curativo, ayuda en los problemas relacionados con la bilis y el tracto digestivo. Estimula el fluido biliar y con él la digestión y alivia la flatulencia y el estreñimiento.

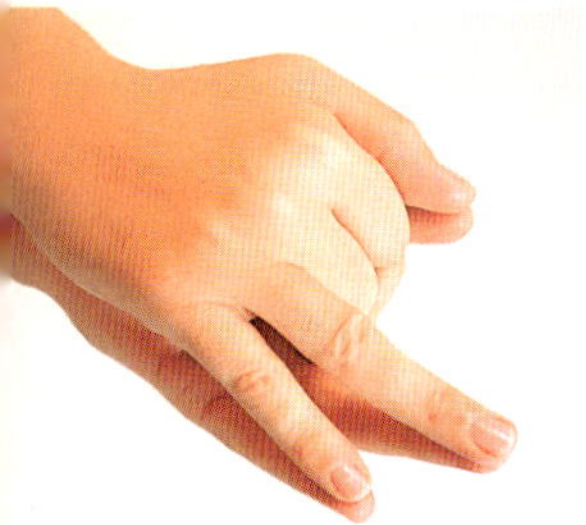

Con el mudra de la vivacidad conseguirá estar en forma otra vez y movilizar nuevas energías en pocos segundos.

El mudra de la vivacidad

Fuegos artificiales para su ánimo

Así se hace este mudra: Este mudra consta de una compleja serie de movimientos. Junte las palmas de las manos y los dedos de ambas manos siguiendo el orden indicado más abajo. Estos dedos se unen por la segunda falange, mientras los demás lo hacen por las yemas. Los pulpejos no se deben separar. Mantenga a la altura del corazón cada paso de la siguiente serie de movimientos el tiempo que tarde en aspirar y espirar una vez.

- ✔ Unir ambos pulgares
- ✔ Unir ambos anulares
- ✔ Unir ambos corazones
- ✔ Unir ambos índices
- ✔ Unir ambos meñiques
- ✔ Unir ambos índices y corazones a la vez
- ✔ Unir ambos corazones y anulares a la vez
- ✔ Unir ambos anulares y meñiques a la vez

Así le refuerza el mudra de la vivacidad

Créese una meditación suya, personalizada. Para ello elija los tres mudras que más le gusten. Forme con ellos una serie y disfrutará de una constante fuente de energía en sus manos.

Este mudra de la vivacidad es de hecho un mudra que proporciona alegría, con el que puede estimular momentáneamente sus chakras, es decir, sus centros de energía psicosomática. Este mudra le da una descarga de energía dirigida tanto a su cuerpo como a su espíritu. Está muy despierto y altamente sensibilizado. Sus sentidos y su mente están abiertos. Percibe con agudeza lo que le rodea y reacciona a ello de forma precisa.

Si realiza este mudra en presencia de otras personas, les transmitirá también a ellas su modelo personal de energía y puesto que el mudra surte un efecto positivo en usted, una corriente de energía similar se apoderará de los presentes. En consecuencia, con este mudra de la vivacidad, tendrá a su alcance un potente medio para ejercer su influencia. Con el impulso de este mudra, permitirá que los demás participen de sus sensaciones y de sus pensamientos. Lo lejos que desee llegar a este respecto es sólo responsabilidad suya.

Índice analítico

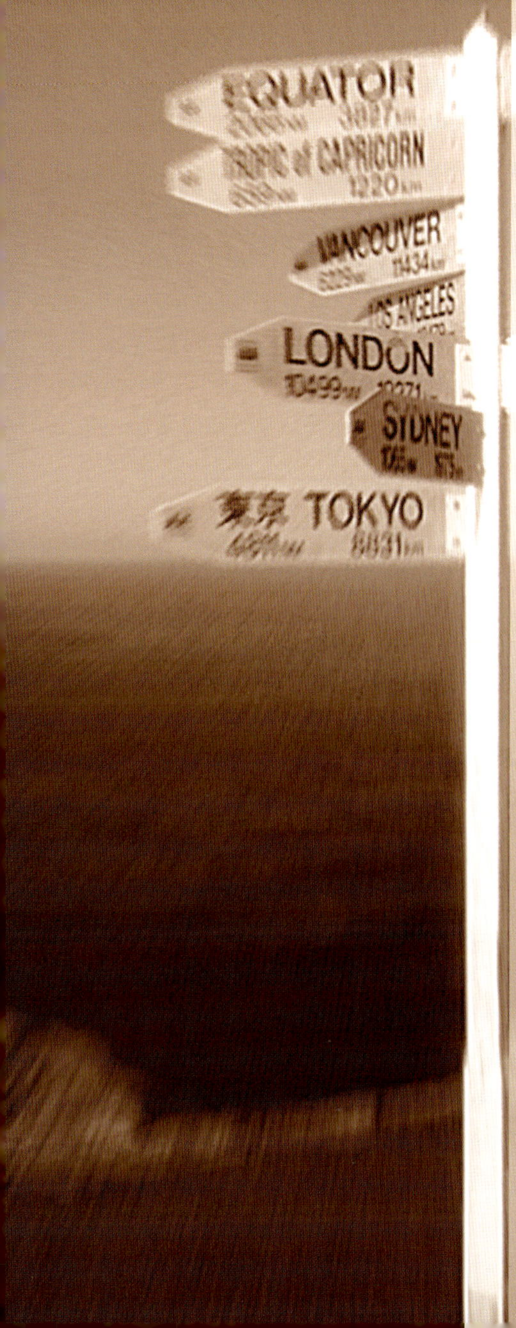

En caso de buscar un mudra para una ocasión determinada, este índice de materias puede serle de utilidad. En él quedan recogidas las distintas características e indicaciones de los mudras presentados en este libro (con los términos concretos utilizados) así como conceptos relacionados e ideas generales que se comentan en los mudras.

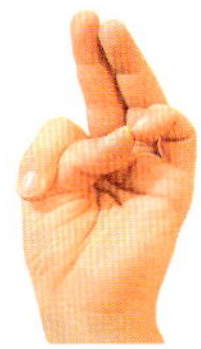

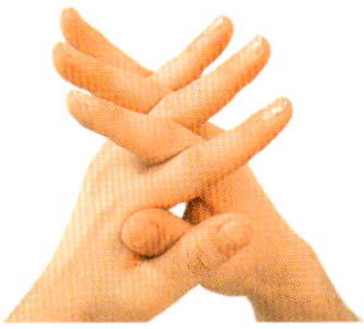

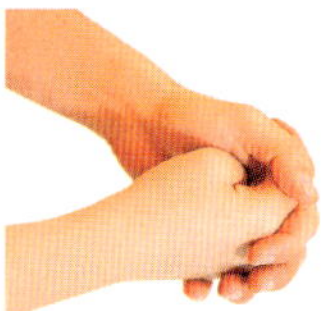

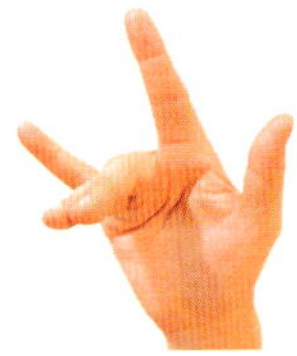

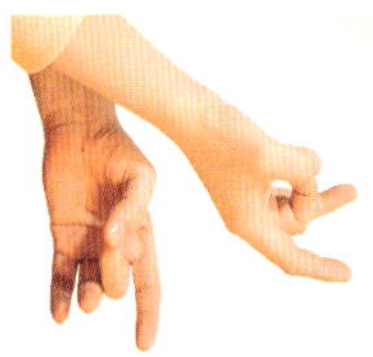

Índice general

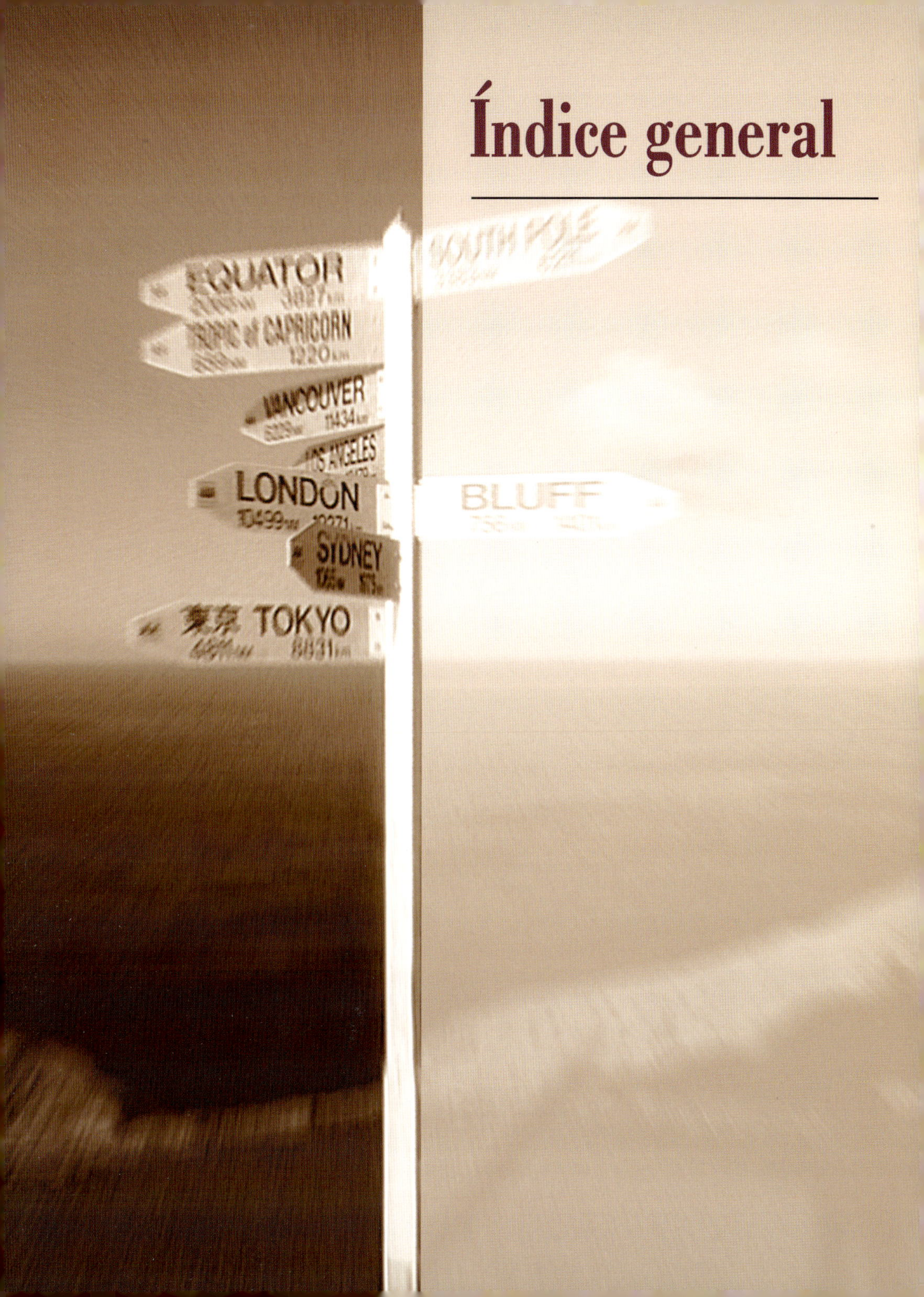

MUDRAS Fuerza vital en nuestras manos

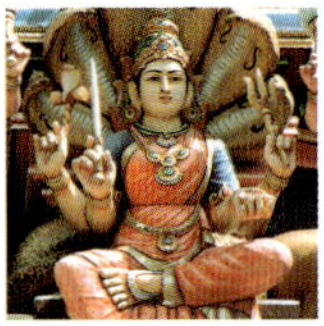

INSPIRACIÓN Avivar la propia creatividad

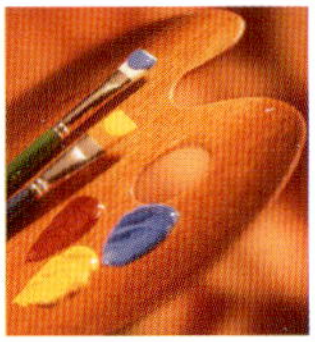

COMUNICACIÓN De una manera distinta

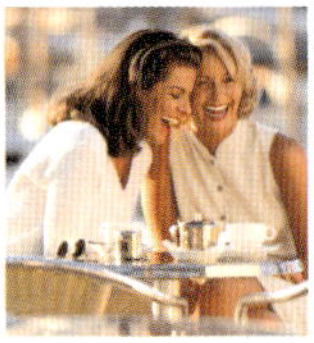

BELLEZA Cuando sonríe el sol interior

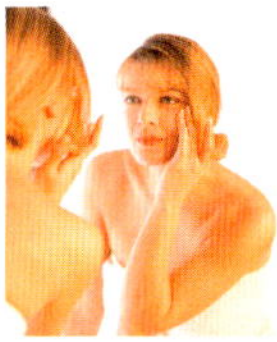

PAREJA Acariciar el alma con las manos

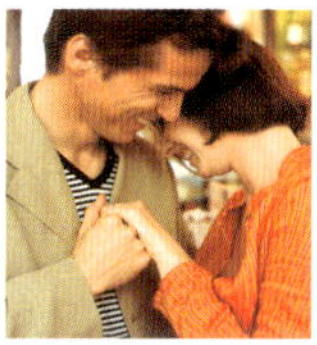

MANOS SUELTAS para relajarse

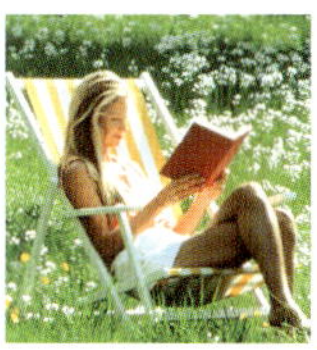

CREAR VALOR para vivir a través de la fuerza...

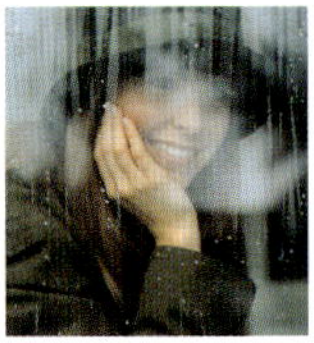

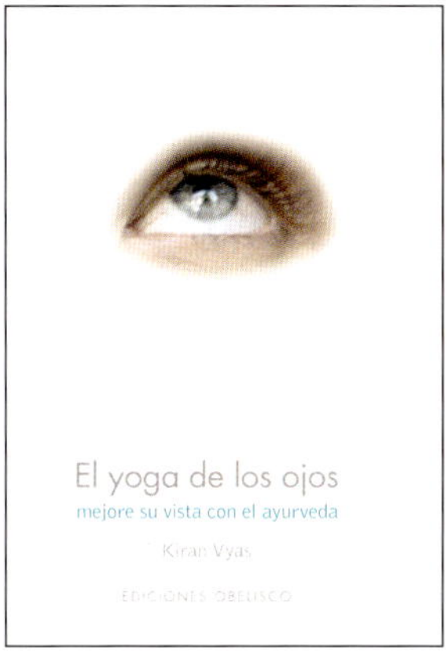

EL YOGA DE LOS OJOS

Kiran Vyas

84-9777-087-0

Ejercicios de respiración, de postura y consejos para potenciar la concentración, reeducar la visión, mejorar la vista y evitar el estrés ocular provocado por la luz artificial, las pantallas de ordenador o del televisor. Podemos conseguir la mejoría de la vista, la desaparición de las migrañas, de las irritaciones, así como de otros problemas relacionados con los ojos. Los beneficios del yoga de los ojos son realmente espectaculares en la mayoría de los trastornos oculares particularmente en el caso de "estrés visual" (luz artificial, televisor, pantallas de ordenador...). El buen funcionamiento de los ojos depende de la salud a todos los niveles. Así pues, el yoga para los ojos no es ni una técnica, ni una medicina, sino un arte de vivir y de ver muy antiguo que nos propone unasolución alternativa o complementaria para aquellos que llevan gafas.

EL PODER CURATIVO DE LA RESPIRACIÓN

Marietta Till

84-7720-424-1

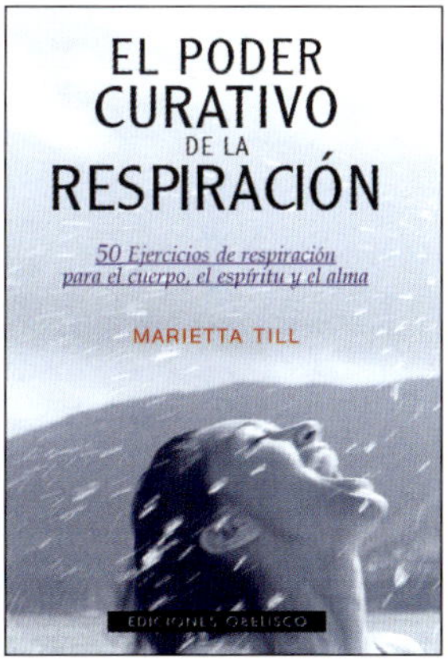

Durante toda nuestra vida respiramos varias veces cada minuto y, si dejáramos de hacerlo, moriríamos. Sin aire no es posible la vida y es que de la calidad de nuestra respiración dependen todas y cada una de las funciones vitales del organismo. Con todo, a menudo no sabemos respirar bien e incluso desconocemos el prodigioso poder de una respiración consciente y armónica. Pocas personas son conscientes de que respirar es mucho más que permitirle a nuestro cuerpo que aspire el aire que tanto necesita. La respiración es un importante eslabón entre el cuerpo y el espíritu. El antiquísimo camino de la respiración nos proporciona tranquilidad, relajación y una sensibilidad superior para lo que ocurre dentro y fuera de nosotros.

otros títulos

MANDALAS Ventanas del alma

Varda Fiszbein

84-9777-085-4

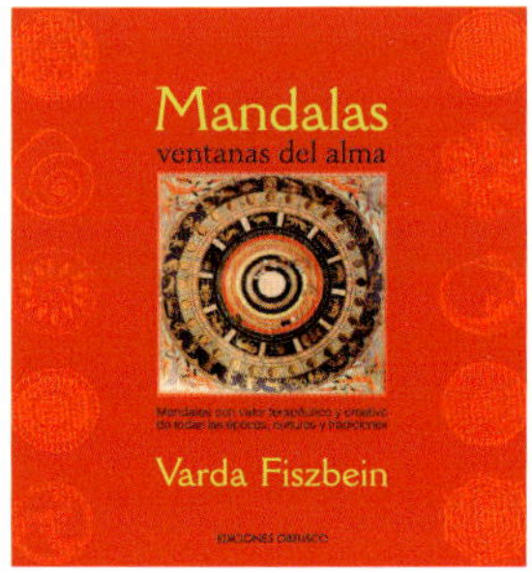

En el presente libro Varda Fiszbein propone al lector un apasionante recorrido por los mandalas de todos los tiempos y de todas las culturas. Algunos Mandalas son más fáciles y otros más complicados pero todos ellos permiten que el lector-artista desarrolle su creatividad y fantasía pintando los mandalas que se convierten entonces en ventanas del alma, fuente inagotable de autoconocimiento.

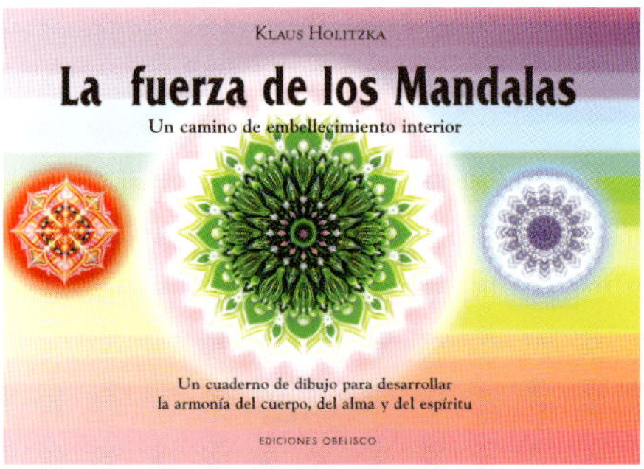

LA FUERZA DE LOS MANDALAS

Klaus Holitzka

84-9777-030-7

Cada color posee su significado de modo que el uso espontáneo de un color u otro desvela algo de uno mismo. Así, colorear mandalas es un buen método de redescubrir la energía interior, relajarse, fomentar la ol-vidada creatividad y autoconocerse.

Energía y fuerza a través de los MANDALAS

M. y W. Küstenmacher

84-7720-888-3

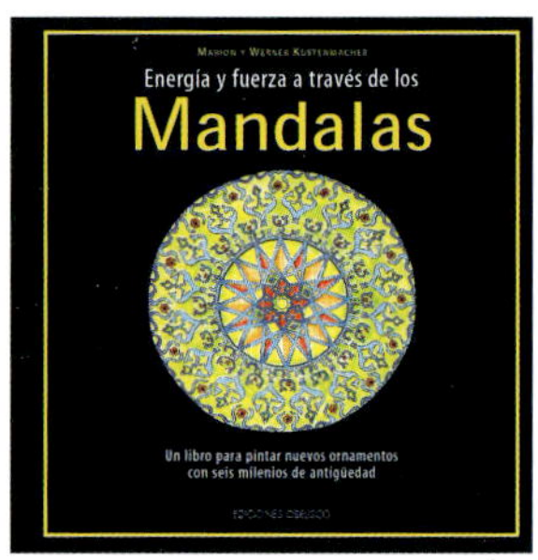

Los mandalas son una manifestación del esfuerzo humano para evocar en el mundo material la realidad espiritual. Este libro contiene toda una serie de mandalas prehistóricos, africanos, celtas, hindús y japoneses, para que usted los pueda colorear y disfrutar de sus efectos altamente relajantes y sanadores.